Psychiatrie

Eine kurze Geschichte des Wahnsinns

Dr. Richard A. Huthmacher

Dr. Richard A. Huthmacher

Psychiatrie
Eine kurze Geschichte des Wahnsinns

Die Schulmedizin –
Segen oder Fluch?
Band 1

DeBehr

Herausgeber: Verlag DeBehr, Radeberg
Erstauflage: 2019

ISBN: 9783957536631

Bibliografische Informationen der Deutschen Nationalbibliothek:
Die Deutsche Nationalbibliothek verzeichnet diese Publikation
in der Deutschen Nationalbibliografie; detaillierte bibliografische
Daten sind im Internet über http://dnb.dnb.de abrufbar.

Zweifelsohne hat die moderne Medizin große Erfolge zu verzeichnen. Gleichwohl gibt es eine Reihe von Krankheiten, bei denen sie „versagt“. Denn allzu sehr ist sie dem Geist-Materie-Dualismus, einem materialistischen Welt- und Menschenbild, einer Reduktion des lebenden menschlichen Organismus´ auf seine bloße Biologie verhaftet.

Infektiologie (Antibiotika), Immunologie und Endokrinologie (synthetische Herstellung von Hormonen), Endoprothetik und Mikrochirurgie, kardiologische/kardiochirurgische Untersuchungs- und Behandlungsmethoden, die Entwicklung bildgebender Verfahren (von der konventionellen Röntgenaufnahme bis zum MRT) sowie Fortschritte in der Reproduktionsmedizin (hormonale Empfängnisverhütung, Invitro-Fertilisation) sind nur einige, wenige Stichworte für medizinischen Fortschritt – ungeachtet der Frage, ob alles, was medizinisch möglich und machbar, auch sinnvoll und ethisch-moralisch zu verantworten ist.

Gleichwohl: Allzu sehr ist die moderne Medizin dem descartschen Rationalismus (cogito ergo sum – ich denke, also bin ich) und dessen Geist-Materie-Dualismus, seinem materialistischen Welt- und Menschenbild, der Reduktion des lebenden menschlichen Organismus´ auf die bloße Mechanik und somit einem Menschen-, Gesundheits- und Krankheits-Verständnis verhaftet, dass in der virchowschen Zellularpathologie seinen (vorläufigen?) Höhepunkt fand.

Widmung

Gewidmet all denen, welche die „Errungenschaften“ der „modernen“ Medizin mit Leiden, mit Leid, gar mit dem Leben bezahlen. Müssen.

Weil eben diese Medizin die psychisch-seelische Dimension des Menschen kaum erfasst und, im Falle einer Erkrankung, völlig unzureichend berücksichtigt.

Da nicht sein kann, was nicht sein darf.

Ansonsten offensichtlich würde, dass weltweit Millionen und Aber-Millionen von Menschen an ihrem Leben, an den Bedingungen ihres (sozialen) Seins leiden –
so sehr, dass die Einheit von Körper, Geist und Seele, gleichsam in einem psycho-physischen Kurzschluss, mit Krankheit reagiert, dass Erkrankung folglich die Flucht einer zutiefst gepeinigten Seele zum Ausdruck bringt.

Gewidmet mithin all denen, die noch nicht erkannt haben, dass Krankheiten nicht zufällig entstehen, sondern unser Leiden am Leben widerspiegeln.

Auf dass sie sich erheben und die zum Teufel jagen, die, aus Eigennutz, nicht davor zurückschrecken, uns Krankheit und Tod zu bringen, um durch der Menschen Leid ihren Reichtum zu mehren.

INHALTSVERZEICHNIS

Widmung 7

VORWORT 11

DIE PSYCHIATRIE ALS ZWANGS-, HERRSCHAFTS- UND UNTERDRÜCKUNGS-INSTRUMENT 17

ABWEICHLER, POLITISCH MISSLIEBIGE, WIDERSPENSTIGE, GEISTIGE AUFRÜHRER, NEUERER UND IHRE ERFAHRUNGEN MIT DER PSYCHIATRIE – EINIGE BEISPIELE AUS BILDENDER KUNST, MUSIK, LITERATUR UND PHILOSOPHIE: Friedrich Hölderlin, Robert Walser und Camille Claudel 44

ABWEICHLER, POLITISCH MISSLIEBIGE, WIDERSPENSTIGE, GEISTIGE AUFRÜHRER, NEUERER UND IHRE ERFAHRUNGEN MIT DER PSYCHIATRIE – EINIGE BEISPIELE AUS BILDENDER KUNST, MUSIK, LITERATUR UND PHILOSOPHIE: Von Gerhard Roth bis Elias Canetti, von Leo Navratil bis Heinar Kipphardt, von Hans Prinzhorn bis zu Dürrenmatts „Die Physiker" 58

ABWEICHLER, POLITISCH MISSLIEBIGE, WIDERSPENSTIGE, GEISTIGE AUFRÜHRER, NEUERER UND IHRE ERFAHRUNGEN MIT DER PSYCHIATRIE – EINIGE BEISPIELE AUS BILDENDER KUNST, MUSIK, LITERATUR UND PHILOSOPHIE: Psychisch „krank" werden kann jeder 66

„WER IST AUS HOLZ: DER GEISTESGESTÖRTE PATIENT … ODER DER ARZT?" – JANET FRAME, DIE VERHINDERTE LITERATUR-NOBELPREISTRÄGERIN – UND VIELE ANDERE OPFER DER PSYCHIATRIE 73

PSYCHIATRIE UND ANTI-PSYCHIATRIE 89

PSYCHIATRIE UND ANTI-PSYCHIATRIE – RONALD D. LAING 100

PSYCHIATRIE UND ANTI-PSYCHIATRIE – FRANCO BASAGLIA 109

PSYCHIATRIE UND ANTI-PSYCHIATRIE – MICHEL FOUCAULT 119

PSYCHIATRIE UND ANTI-PSYCHIATRIE – JAN FOUDRAINE 126

PSYCHIATRIE UND MIND-CONTROL: VORHERSAGE, STEUERUNG UND KONTROLLE MENSCHLICHEN VERHALTENS 130

DIE PSYCHIATRIE HEUTE – EINE KONTINUITÄT DER ZWANGSPSYCHIATRIE 173

ANSTELLE EINES NACHWORTS 215

DER AUTOR 222

VORWORT

Seit mehr als vier Jahrzehnten setzte ich mich nunmehr mit dem Medizinbetrieb auseinander, zunächst als Student, danach in der Weiterbildung zum Facharzt, später in eigener Praxis, schließlich als Chefarzt und Ärztlicher Direktor einer (eigenen) medizinischen Versorgungseinrichtung mit mehreren hundert Mitarbeitern, welche die verkrusteten (ambulanten und stationären) Versorgungsstrukturen eben dieses Medizinbetriebs aufbrechen wollte und deshalb, trotz (medizinisch wie wirtschaftlich) hervorragender Ergebnisse, von vornherein zum Scheitern verurteilt war – aufgrund der Vielzahl von Eigeninteressen anderer „Player" im Gesundheitswesen, denen mehr der eigene Geldbeutel als das Wohl der Patienten am Herzen liegt und die deshalb alles, fürwahr alles tun, um Neuerungen im Keim zu ersticken, dabei auch vor kriminellen Machenschaften nicht zurückschrecken und in den staatlichen Institutionen willige Helfer finden.

Mittlerweile bin ich damit befasst, Zusammenhänge unseres (physischen, psychischen und sozialen) Seins zu hinterfragen; verständlicherweise und selbstverständlich komme ich dabei nicht umhin, auch unser Verständnis von Krankheit und Gesundheit auf den Prüfstand und die übliche Behandlung von Krankheiten in Frage zu stellen.

Bereits in „*Dein Tod war nicht umsonst*", dem ersten Band einer Romantrilogie, sowie in dem (mehrteiligen) Briefroman „*Offensichtliches, Allzuoffensichtliches*" habe ich mich damit beschäftigt, „inwiefern Pharmakonzerne und sonstige Akteure des sogenannten medizinisch-industriellen Komplexes für den Tod von Millionen und Aber-Millionen von Menschen verantwortlich sind. Inwiefern sie deren Tod nicht nur billigend in Kauf nehmen, sondern ihn wissentlich und willentlich herbeiführen. Inwiefern sie auch nicht davor zurückschrecken, Menschen, die sich Ihnen in den Weg stellen, zu ermorden."

Ich habe enthüllt, „wie staatliche Institutionen, namentlich die Justiz, zu willfährigen Helfershelfern des medizinisch-industriellen Komplexes und seiner unersättlichen Profitgier werden … [und] welch verbrecherische Rolle Psychiater und Psychiatrie in diesem kriminellen Geflecht von Geld, Macht und Interessen spielen."

Und ich habe enthüllt, „dass die ´Volksseuche´ Krebs heilbar ist. Jedoch nicht mit den Methoden, die uns die Schulmedizin als der Weisheit letzten Schluss vorgaukelt. Vielmehr mit Verfahren, denen Erkenntnisse zugrunde liegen, die unser gesamtes Welt- und Menschenbild auf den Kopf stellen werden. Erkenntnisse, die denen von Kopernikus vergleichbar sind, dass sich die Erde um die Sonne dreht. Und nicht umgekehrt. Einsichten jedenfalls, die man – früher oder später – in den Geschichtsbüchern wiederfinden wird. Und deren Verbreitung Ursache und Anlass war, die Frau des … [Autors] physisch zu eliminieren. Will heißen, sie zu töten. In Deutschland. Im Deutschland des 21. Jahrhunderts."

Derartige Erkenntnisse sollen nun in dem mehrbändigen Werk *„Die Schulmedizin – Segen oder Fluch?"* vertieft und erweitert werden; ich will aufklären, auf dass zukünftig niemand mehr behaupte, von alle dem nichts gewusst zu haben.

Auch wenn heute vielerorts noch gelten mag:

Etikettenschwindel

Allzu
Oft
Kommt
Das
Böse
Im
Gewand
Des
Guten
Daher.

Die,
Welche
Von
Unserer
Gut-Gläubigkeit
Profitieren,
Sind
Legion.

(Richard A. Huthmacher: Mein Sudelbuch, Teil 1: Aperçus, Aphorismen, Gedichte – Gedanken, die sich nur selten reimen. Indes nicht weniger wahr sind. Norderstedt bei Hamburg, 2015, 223)

Das vorliegende Buch ist Teil 1 der mehrbändigen Abhandlung *„Die Schulmedizin – Segen oder Fluch?"*.

Die Ausführungen zeigen, dass die „moderne" Medizin insofern und insoweit versagt, als sie nicht bzw. nicht hinreichend die psychisch-seelische Dimension des Menschen erfasst und – auch hinsichtlich therapeutischer Konsequenzen – berücksichtigt. Obwohl schon in der Antike ψυχή (Psyche) Leben schlechthin bedeutete.

Und die Ausführungen zeigen auch, wie dieser Umstand sowie die Profitgier der Akteure im Gesundheitswesen dazu führen, dass Millionen und Aber-Millionen ihr Leben verlieren. Unnütz. Nur der Menschen Gier nach Hab und Gut gezollt.

Deshalb:

Wer sich nicht wehrt, der lebt verkehrt

Wenn nur der Tod dir Ruhe bringt und erst im Sterben das Vergessen sinkt über all die Not und Plag, die Begleiter dir gewesen, Tag für Tag, an dem dein Hoffen, Sehnen, Bangen, an dem dein innbrünstig Verlangen dich getrieben.

Nach Irgendwo.

Wo deiner Lieb Verlangen sandete.

Im Nirgendwo.

Wo deine Hoffnung strandete.

Irgendwo.

Und deine Sehnsucht endete.

Nirgendwo?

Wenn also so
dein Sterben und dein Tod,
dann frag ich dich,
warum nur hast du alle Not
und all die Pein ertragen?
Ohne Zagen.

Warum nicht hast du aufbegehrt
und dich mit aller Kraft gewehrt?

Gegen dieses Leben,
das alleine die geschaffen, dir gegeben,
die herrschen, dreist und unverschämt
und gleichermaßen unverbrämt.
Die alles tun für Gut und Geld,
auch wenn deshalb die Welt zerbricht
und selbst das Himmelreich
in Scherben fällt.

Drum wehre dich nicht erst im Sterben,
sondern schon im Leben.
Denn der, der sich nicht wehrt,
der lebt verkehrt,
und diese Einsicht soll nicht erst
der Tod dir geben.

(Richard A. Huthmacher: Nur Worte. Über ein Leben. In Deutschland. Ein Hörspiel. Norderstedt bei Hamburg, 2015, Seite 361)

DIE PSYCHIATRIE ALS ZWANGS-, HERRSCHAFTS- UND UNTERDRÜCKUNGS-INSTRUMENT

„Psychisch Kranke sind in rechtsstaatlichen Demokratien die einzigen Menschen, denen die Freiheit entzogen werden darf, ohne dass sie eine Straftat begangen haben“ [1].

Die Psychiatrie hat eine janusköpfige Doppelfunktion: Sie soll nicht nur psychisch leidenden Menschen helfen, sondern und insbesondere auch sozial abweichendes Verhalten kontrollieren sowie auffällige, nicht berechenbare, unerwünschte, kurzum abweichende Handlungsweisen sanktionieren [2].

Psychiater sind befugt, Zwang und Gewalt auszuüben, und dies im staatlichen Auftrag; dadurch ist ihre Funktion der ordnungspolitischen Rolle der Polizei vergleichbar und ergänzt die Tätigkeit der Hüter dessen, was nach gesellschaftlichem Konsens (?) für Recht und Ordnung gehalten wird: „Wo staatlich sanktionierte Eingriffe notwendig erscheinen, ohne dass Delikte begangen wurden, tritt die Ordnungsmacht Psychiatrie in Aktion“ [3].

Gleichwohl wird die Ordnungsfunktion der Psychiatrie kaum wahrgenommen, weil die Anwendung von Gewalt als Hilfe für den Patienten verschleiert wird; allenfalls werden gewalttätige Exzesse ruchbar, die dann als Entgleisungen von Einzelnen, nicht jedoch als zwangsläufige Folgen eines menschenverachtenden Systems kaschiert werden [ibd.].

Die Macht der Psychiatrie und der sie ausübenden Psychiater ist mithin gewaltig; sie entziehen Menschen die Freiheit, nötigen ihnen eine „Behandlung" auf – meist mit Psychopharmaka, nicht selten, auch heute noch, mit (noch schlimmeren) Foltermethoden wie beispielsweise der Elektrokrampftherapie:

„In den dreißiger Jahren des vergangenen Jahrhunderts hatte der italienische Psychiatrieprofessor Ugo Cerletti im Schlachthaus von Rom beobachtet, wie Schweine mittels elektrischen Stroms in die Bewusstlosigkeit eines epileptischen Komas gebracht wurden, in der sie sich leicht abschlachten ließen. Dieser Zustand erregte seine wissenschaftliche Neugier und nach Experimenten mit Hunden fand er in einem herumirrenden Mann eine geeignete Versuchsperson, um die therapeutische Wirkung auf psychiatrisch diagnostizierte Patienten zu testen. Cerletti jagte seinem weder informierten noch gar um Einwilligung gebetenen Opfer wiederholt Stromstöße von 80 Volt durchs Hirn und registrierte die vermuteten Krämpfe. Die Reaktion des Mannes auf diese ersten Elektroschocks der Psychiatriegeschichte muss jedoch derart erschreckend gewesen sein, dass sogar der experimentierfreudige Professor seine Hoffnung äußerte, diese Methode könne bald durch eine andere abgelöst werden" [4].

„Die Elektrokrampftherapie (abgekürzt EKT, auch Elektrokonvulsionstherapie) ist eine Behandlung für besonders schwere, behandlungsresistente Depressionen und katatone Zustände bei Schizophrenie. Mit wenige Sekunden andauernden Stromimpulsen wird in Kurznarkose und unter Muskelrelaxation ein epileptischer Anfall ausgelöst, der für den Patienten nicht spürbar und nach außen nicht sichtbar ist. Der Krampfanfall sollte etwa 30 Sekunden andauern, um therapeutisch wirksam zu sein. Während der Narkose wird der Patient anästhesiologisch überwacht und mit Sauerstoff beatmet. Üblich sind 8–12 Behandlungen in einem Abstand von zwei bis drei Tagen" [5].

Früher brachen bei diesem Akt regelmäßig die Knochen der Patienten. Heutzutage kommt es „nur noch" und namentlich zu retrograden (also die Vergangenheit des Patienten betreffenden) und anterograden Gedächtnisstörungen (d.h. zu Gedächtnisstörungen, die nach dem barbarischen Vorgehen auftreten). Diese Amnesien können, müssen aber nicht verschwinden [6].

Hirnschädigungen sollen angeblich – so beispielsweise die Psychiatrische Klinik, Universitätsmedizin Göttingen – nicht vorkommen: „Hirnschädigungen sind bisher nach sachgerecht durchgeführter EKT nicht nachgewiesen. Gedächtnisstörungen können als Nebenwirkungen auftreten, zumeist als vorübergehende, diskrete Störung der Orientierung, des Kurzzeitgedächtnisses und der Aufmerksamkeit unmittelbar nach der Behandlung" [7].

Und die süddeutsche.de titelte (am 22.03.2012, ganz unbedarft): „Elektrokrampftherapie gegen Depressionen. Neustart für das Gehirn" [8]: „Für manche Menschen ist sie so etwas wie das Schreckgespenst der Psychiatrie. Dabei hilft die Elektrokrampftherapie noch heute bei schweren Depressionen – und dies wesentlich nebenwirkungsärmer [,] als Laien es sich vorstellen."

Tatsächlich jedoch führt die Elektrokonvulsionstherapie (Synonyme: Elektrokrampftherapie und Elektroschocktherapie) unter anderem zu zeitlicher wie räumlicher Desorientiertheit und zu einer unterschiedlich stark ausgeprägten, jedoch immer vorhandenen Verwirrtheit, zur Störung sämtlicher intellektueller Funktionen, namentlich zu Gedächtnisstörungen, sowie zu unangemessenen emotionalen Reaktionen, die von Euphorie bis Apathie reichen. Eine „heilende" Wirkung könnte ein zynischer Beobachter allenfalls darin sehen, dass die solchermaßen Misshandelten ihre Probleme „vergessen“ – wichtige Gedächtnisinhalte sind für kürzere oder längere Zeit nicht mehr, bisweilen nie mehr abrufbar. „Wer je dieser ′Therapie′ beigewohnt hat, wird sie, wenn er noch zu einigem Mitgefühl fähig ist, nie mehr vergessen“ [9].

Obiter Dictum: Es gibt nicht viel in meinem Leben, dessen ich mich explizit rühme – mit Sicherheit jedoch bin ich stolz, seinerzeit, während meiner Ausbildung zum Psychiater, der einzige Assistent an einer der größten Landesnervenkliniken bundesweit (Werbeslogan heute: „Auf Augenhöhe. Fair und vertrauensvoll – so arbeiten wir mit Ihnen zusammen“) gewesen zu sein, der sich weigerte, eine Elektrokrampftherapie durchzuführen. Was dazu führte, dass ich alsbald die Klinik verlassen musste.

Die NS-Psychiatrie feierte die Elektrokrampftherapie als enormen Fortschritt gegenüber der Insulinschock-Therapie, zuvor Behandlungsmethode der Wahl; wegen schnöden Insulinmangels in Kriegszeiten wurde die Insulinschock-Therapie dann 1942 verboten [10]. So kann man Teufel mit Beelzebub austreiben.

Heutzutage vertraut die Psychiatrie vor allem auf Psychopharmaka, namentlich auf die sogenannten neuen Antidepressiva (vorzugsweise Serotonin-Wiederaufnahme-Hemmer) und die neuen, als atypisch bezeichneten Neuroleptika. Die Werbung spricht von größerer Wirksamkeit und besserer Verträglichkeit dieser Medikamente; nichts davon ist wahr [11, 12].

Auch für diese neuen Substanzen lässt sich eine heilende Wirkung nicht nachweisen; nach wie vor verursachen Psychopharmaka die Symptome, die zu heilen sie vorgeben. Serotonin-

Wiederaufnahme-Hemmer und atypische Neuroleptika erhöhen das Selbstmordrisiko erheblich; zudem haben die atypischen Neuroleptika insbesondere Diabetes mellitus, Schlaganfälle und plötzlichen Herztod zur Folge [ebd.].

„Die Gründe, die zur steigenden Zahl der Patientensuizide führte, ist naheliegend: 1952 wurde Chlorpromazin (... Megaphen), das erste Neuroleptikum, 1958 Imipramin (Tofranil), das erste Antidepressivum, eingeführt. Seither werden Neuroleptika und Antidepressiva bei einer steigenden Zahl von Patienten in immer höherer Dosierung eingesetzt. Beide Medikamentengruppen weisen als klar deklarierte Nebenwirkung Suizidalität auf. Bei den Neuroleptika wird in den Fachbüchern von der pharmakogenen Depression gesprochen, die mit einer Zunahme der Tendenz, Selbstmord zu begehen, verbunden ist. Die Akathisie – die mit einer unerträglichen inneren Spannung und Unruhe verbundene Bewegungsunruhe – ist bei den Konsumenten beider Psychopharmaka-Gruppen zu beobachten. Sie kann so quälend werden, dass sie Suizidhandlungen auslöst – und dies wohlverstanden auch bei Menschen, die zuvor weder jemals suizidal gewesen sind noch Selbstmordversuche durchgeführt haben“ [13].

Die Nebenwirkungen von Psychopharmaka sind offensichtlich und offensichtlich gravierend, ihr therapeutischer Nutzen indes – und zwar der aller Psychopharmaka – ist <u>nicht</u> erwiesen. Bei schweren Depressionen beispielsweise liegt die Erfolgsquote von Antidepressiva bei etwa fünfzig Prozent – und die von Placebos bei bis zu neunzig Prozent [14, 15, 16].

Ähnlich Antidepressiva ist auch der therapeutische Nutzen von Tranquilizern, von sogenannten Moog Stabilizern (die bei manisch-depressiven „Erkrankungen“ verordnet werden) und namentlich von Neuroleptika nicht gesichert. Sicher indes sind deren schädliche, teilweise gar tödliche Nebenwirkungen [17 – 20].

Neben – relativ banalen, wiewohl subjektiv als äußerst störend empfundenen – Symptomen wie Mundtrockenheit und Obstipation finden sich auf der Liste der Nebenwirkungen von Psychopharmaka insbesondere schwere Veränderungen des Blutbilds, Stoffwechselerkrankungen wie Diabetes mellitus oder Fettstoffwechselstörungen, Harnverhalt, Schlundkrämpfe – ich habe selbst erlebt, wie mit Neuroleptika Behandelte an einem Stück Fleisch erstickt sind! –, Sehstörungen, Thrombosen, Embolien und Herzrhythmusstörungen mit nicht selten tödlichem Ausgang [21].

Zudem bewirken vorwiegend Neuroleptika intellektuelle und emotionale Defizite, Konzentrationsschwäche und Kreativitätsverlust; paradoxerweise rufen sie die Symptome hervor, die man mit ihnen behandeln will: Halluzinationen, Verwirrtheit, Desorientierung, Depressionen und namentlich, wie bereits ausgeführt, auch suizidale Tendenzen (a.a.O.).

Psychotische Symptome, Manien, selbst Schizophrenien können durchaus unbehandelt „ausheilen“; Psychopharmaka-freie, psychotherapeutisch ausgerichtete Behandlungskonzepte der Schizophrenie sind einer Pharmakotherapie überlegen und haben bezüglich des weiteren Verlaufs (Rückfall, Chronifizierung) eine bessere Prognose als eine medikamentöse Behandlung [22, 23, 24].

Im Übrigen gehören auch psychotische Zustände zu den normalen Möglichkeiten menschlichen Lebens und Erlebens – solch außergewöhnliche Bewusstseinszustände, klinisch von einer akuten Schizophrenie nicht zu unterscheiden, lassen sich beispielsweise durch intensives Fasten, durch Schlaf- ebenso wie durch Reizentzug, durch Hyperventilation oder durch Drogen (Halluzinogene) hervorrufen. Auch insofern sind akute schizophrene Episoden lediglich als extreme Variante „normalen“ menschlichen Seins zu sehen, chronische Schizophrenien indes als Folge langjähriger Behandlung mit Psychopharmaka und sozialer Stigmatisierung zu betrachten [25 – 30].

Obiter Dictum: Heutzutage würde man wohl Mystiker wie Augustinus, wie Bernhard von Clairvaux und Hildegard von Bingen, wie den heiligen Franz von Assisi und Thomas von Aquin, wie Bonaventura, die hl. Theresa von Avila und den hl. Johannes vom Kreuz, wie Ignatius von Loyola oder auch (einen tief in der mystischen Tradition verwurzelten) Martin Luther, einen Jakob Böhme und einen Angelus Silesius, kurzum, die Geistesgrößen der christlich-abendländischen Kultur wegsperren und zwangsbehandeln. Mit Neuroleptika und Elektrokrampftherapie, auf dass man ihnen ihre spirituellen Erfahrungen und ihr abweichendes Seins-Bewusstsein austreibe. Denn alles, was die kleingeistigen, ebenso engstirnigen wie klein- und engherzigen Kategorien der medizinischen Pseudodisziplin Psychiatrie übersteigt, ängstigt diese, führt zum Kontrollverlust, konterkariert ihre größenwahnsinnige Sicht, die ihre eigene Beschränktheit zum Maß der Dinge macht, und muss deshalb ausgemerzt werden.

„Wer für Depressionen, Psychosen … und andere seelische Leiden … [einen Mangel] oder einen Überschuss an Botenstoffen verantwortlich macht [Grundannahme der biologistischen Hirnforschung und Psychiatrie], für den sind natürlich Psychopharmaka das Nächstliegende. Der braucht sich über das Leben seiner Patienten keine Gedanken zu machen. Weder über ihre Biographie … noch über ihre soziale Stellung und die gesellschaftlichen Verhältnisse, unter denen sie leben. Es interessiert dann nicht, ob sie Arbeit haben, ob sie ausgebeutet … werden

… Die biologistische Interpretation psychischer Phänomene rückt deren soziale, ökonomische und zwischenmenschliche Grundlagen immer mehr aus dem Blickfeld. Aber Psychopharmaka sind nun einmal keine Heilmittel für gesellschaftliche Probleme“ [31].

„Desungeachtet macht die Pharmaindustrie mit … [Psychopharmaka] fette Gewinne. Wie es dazu kommt, zeigt unter anderem eine der Parolen, die der ehemalige Pharmachef des Pharmamultis Novartis, Thomas Ebeling, vor einigen Jahren an seine Mitarbeiter verschickte: ′Do whatever it takes. Kill to win – No prisoners′" [32].

“Do whatever it takes. Kill to win – No prisoners.”

Verweigern sich Psychiatrie-Patienten der Behandlung, die für sie auserkoren wurde, und wehren sie sich dagegen, wird diese mit körperlicher Gewalt durchgesetzt; die Gewalt wird im staatlichen Auftrag ausgeübt und ist der Ordnungsfunktion der Polizei vergleichbar.

Psychiater schämen sich zwar, dass ihre Disziplin derart durch Gewalt geprägt wird. Dies hindert sie indes nicht, ihr obsoletes Handwerk zu betreiben; soweit irgend möglich, wird das, was hinter Psychiatriemauern geschieht, vor der Öffentlichkeit verborgen. Gewalt ist in der Psychiatrie allgegenwärtig, jeder Insasse kann deren Opfer werden, jeder dort Tätige, ob Pfleger oder Arzt, muss bereit sein, sie anzuwenden [33].

Bereits im Jahr 2000 gab es in Deutschland 140.000 Zwangsunterbringungen [34], d.h. etwa jeder 175. in Deutschland – vom Säugling bis zum Greis – erleidet dieses Schicksal; die Zahlen steigen [35], nicht nur in Deutschland, sondern auch in anderen europäischen Ländern [36].

Eine Zwangseinweisung kann jeden treffen – wenn er den falschen Leuten in die Quere kommt, ist es sehr schnell um seine Bürgerrechte, um seine Freiheit und seine körperliche Unversehrtheit geschehen.

„Diejenigen, die weder selbst noch via Erfahrungen von Bekannten oder Verwandten direkte Informationen aus dem Inneren der Institution zur Verfügung haben, kennen das Problem nicht. Die anderen wissen – und vergessen, oder wissen und halten sich ruhig“ [37].

In den Medien indes wird ein ganz anderes Bild der Psychiatrie gezeichnet: Hier ist von – angeblichen – Erfolgen in Diagnose und Behandlung psychischer Erkrankungen, namentlich durch Psycho-Pharmaka, die Rede, von Neurotransmittern und vererbten Dispositionen; völlig zu Unrecht profitiert die Psychiatrie auch von den Erfolgen der Neurobiologie und von der Arbeit, die in diesem Bereich geleistet wird [38].

Der Psychiatrie als Disziplin ist es in den letzten Jahren gelungen, das katastrophale Image, das sie in den siebziger und achtziger Jahren hatte, abzulegen und durch ihre angeblichen wissenschaftlichen Erfolge vermehrt Zugang zu den Massenmedien zu finden. Im Zentrum ihrer Forschung stehen die – behaupteten – biologischen Ursachen psychischer Störungen und deren Behandlung durch Psychopharmaka; allein die Balance der Neurotransmitter sei verantwortlich für psychisch krank oder gesund. Obwohl es sich bei solchen Behauptungen um nicht mehr als um Hypothesen handelt, werden entsprechende Annahmen und Mutmaßungen so lange gebetsmühlenartig wiederholt, bis sie gleichsam zur gesellschaftlichen „Wahrheit“ geworden sind. „Obschon diese ´Wahrheiten´ auf tönernen Füssen stehen, haben sie eine deutliche Wirkung: Sie lenken von den nach wie vor verheerenden Praktiken des psychiatrischen

Alltags ab. Nach wie vor sind und bleiben Zwang und Gewalt das bestimmende Element der heutigen Psychiatrie“ [39].

Zwangsunterbringung und Zwangsbehandlung, „…nicht selten von Polizisten durchgeführt, sind oft ein dramatisches Geschehen. Vergleichbar Vergewaltigung, Folter und sexuellem Missbrauch…“ [40] werden sie aufgrund des dramatischen Gefälles von Macht und Ohnmacht als in höchstem Maße traumatisierend erlebt [41].

„Für eine Zwangsbehandlung wird, wenn nötig, das sogenannte ′Aufgebot′ herbeigerufen: Bis zu acht zu körperlicher Gewalt bereite Pfleger stehen einem oder einer einzelnen wehrlosen Betroffenen gegenüber. Vergleichbar Vergewaltigung, Folter und sexuellem Missbrauch ist dies eine traumatisierende Konfrontation ... Psychiater … bezeichnen die Folgen derartiger Erlebnisse als posttraumatische Belastungsstörung (PTBS) … Das Trauma löst das Gefühl der existentiellen Hilflosigkeit aus. Wenn der letzte Widerstand des Opfers gebrochen ist, wird es gleichsam zum Objekt, mit dem der Täter nach Belieben verfahren kann“ [42].

Vordergründig werden mehrheitlich Personen zwangseingewiesen und -untergebracht, die (angeblich) sich selbst oder andere gefährden. Tatsächlich sind die Befunde, welche die Einweisung begründen, so subjektiv, beliebig und fragwürdig wie die gesamte psychiatrische Diagnostik selbst [19, 43].

„Die … Fachleute sind sich einig, dass psychiatrische Diagnosen Konstrukte sind. In der wissenschaftlichen Literatur werden sie auch als Konventionen, Vorstellungen, Konzepte oder Sehmuster bezeichnet. Und … ändern sich interessanterweise regelmäßig im Laufe der Zeit. Die psychiatrische Diagnosestellung ist ein äußerst subjektiver Prozess und in keiner Weise exakt wiederholbar. Der amerikanische Psychologieprofessor Rosenhan hat dies in einem Experiment mit eindeutigem Ausgang nachgewiesen. Völlig unauffällige Scheinpatienten hatten sich freiwillig in Nervenkliniken begeben und wurden dort wie selbstverständlich alle als schizophren eingestuft. Und sie wurden natürlich auch gleich entsprechend therapiert“ [44].

Bezeichnenderweise werden namentlich solche Personen zwangseingewiesen, die sich den Kriterien der Planbarkeit, Regelmäßigkeit und Verfügbarkeit widersetzen, also den Anforderungen, die in den heutzutage durchstrukturierten Arbeitsbezügen unerlässlich sind [33].

Vereinfacht ausgedrückt: Wer sich nicht ein- und unterordnet, läuft Gefahr, psychiatrisiert zu werden.

„Zu beachten ist in diesem Zusammenhang, dass die ′Fremdgefährlichkeit′ der Betroffenen … in den allermeisten Fällen eine provozierte Aggressivität ist. Wenn sich jemand gegen die Einweisung an einen Ort, den er fürchtet, gegen Einsperrung und Isolation … oder gegen die Einnahme von nachweislich gefährlichen Medikamenten wehrt, handelt es sich … um eine … nachvollziehbare Reaktion … Zudem begehen ′Geisteskranke′ keineswegs öfter Gewalttaten als der ′psychisch gesunde′ Teil der Bevölkerung …“ [45]

Angebliche Gewalttätigkeit und vermeintliche Gewaltbereitschaft der Patienten entpuppen sich bei näherem Hinsehen nicht selten als Projektion des Denkens und Fühlens der behandelnden Psychiater [46].

Ferner sind „Gefährlichkeit und Gefährdung“ als Zwangseinweisungskriterien mehr als nebulös definiert und unterliegen einer diffus gehandhabten Auslegung: „Da kann bereits das

Werfen einer Bananenschale, eine rein verbale Drohung ohne Tätlichkeit, die erhobene Hand, die möglicherweise schlagen oder etwas werfen könnte, hinreichender Grund für eine Zwangsunterbringung sein. Miteingeschlossen in den vagen Begriff der Gefährlichkeit wird oft sogar die Gefährdung von eigenem oder fremdem materiellem Besitz" [3].

„Der unheimliche Pakt zwischen Richter und Psychiater hat sich zum Albtraum für die psychiatrisch Verfolgten entwickelt; denn er macht das Wegsperren zur rein mechanischen Routinesache, für welche sich niemand mehr verantwortlich fühlt: Der Richter kann sich sagen, ich folge ja nur der Beurteilung des Psychiaters, während dieser sich … aus dem Schneider wähnt, es sei letztendlich nicht sein, sondern der Entscheid des Richters … [Derart bestimmen] die von der Pharma-Lobby gesponserten Halbgötter in Weiß … im Verbund mit der Justiz gnadenlos über das Schicksal der psychiatrisch Etikettierten … noch immer [gilt] die verpönte Verdachtsstrafe wie zu Zeiten der Inquisition. Damals genügte eine Denunziation, um den Prozess auszulösen, heute tut 's ein Telefonanruf an die Organe der Zwangspsychiatrie, und schon landet das Opfer in der Anstalt" [50].

Wie Polizei und Psychiatrie sich ggf. über rechtsstaatliche Prinzipien hinwegsetzten, mehr noch, wie sie diese zur Farce degradieren, beschreibt der im Folgenden wieder gegebene Zeitungsartikel recht anschaulich:

Der Standard vom 8. April 2013 [51]:

„Mit subtilem Zwang in die Psychiatrie.
Zwang in der Psychiatrie sei Folter, sagen die Menschenrechtsexperten der Uno. In Österreich steigt die Zahl der Zwangseinweisungen ohne ärztliche Untersuchung. Psychiatrie-Patienten-

anwälte kritisieren Missstände in mehreren Bundesländern.

... Psychiatrische Zwangsbehandlungen sind Folter und gehören abgeschafft, sagt das UN-Hochkommissariat für Menschenrechte. Die österreichische Bürgerkommission für Menschenrechte ergänzt: ′In Österreich werden jährlich weit über 20.000 Anträge bei Gericht eingebracht, um unbescholtene Bürger in die Psychiatrie zwangseinzuweisen. Damit befindet sich Österreich im europäischen Spitzenfeld der Zwangspsychiatrierungen.′ Sprecherin Birgit Karner fordert eine Revision des Unterbringungsgesetzes.

′Unterbringung ohne Verlangen′

Im erst 2010 novellierten Gesetz heißen Zwangseinweisungen nun ′Unterbringung ohne Verlangen′. Klingt schöner, ist es aber nicht. ′Wenn sich jemand nicht freiwillig einweisen lässt, ist immer Zwang dabei′, sagt Andreas Gschaider, Bereichsleiter Patientenanwalt des VertretungsNetzes, das Psychiatriepatienten vertritt. Schon bei der Einweisung kommt es zu saloppen Interpretationen des Unterbringungsgesetzes. Beispielsweise, wenn die Polizei Menschen in psychischen Ausnahmesituationen direkt in die Psychiatrie bringt. Die Begründung lautet ′Gefahr in Verzug′ und wird auch angegeben, wenn der wirkliche Grund Ärztemangel heißt. Acht Prozent der Zwangseinweisungen geschehen ohne vorherige Untersuchung.

Notlösung ohne Arzt

Gegen ihren Willen darf eine Person laut Paragraf 8 Unterbringungsgesetz nur in eine Psychiatrie gebracht werden, wenn sie von einem Arzt, der im öffentlichen Sanitätsdienst steht, gründlich untersucht wurde. Kommt kein Arzt, greift die Polizei als Notlösung eben zu ′Gefahr in Verzug′ (§ 9). ′Macht halt einen

Neuner draus´, sollen Polizisten immer wieder von überlasteten Ärzten hören, sagt Gschaider.

Neben Vorarlberg, Teilen Tirols und Salzburgs kommt es vor allem in Niederösterreich zu Engpässen. Seit der Änderung des Gemeindeärztegesetzes sind laut Gschaider Zuständigkeiten unklar, es gebe immer weniger befugte Ärzte. Aufgrund der Entfernungen komme es zu Zeitverzögerungen, die immer wieder zu unnötigen Eskalationen führten. In Niederösterreich übersteigt die Zahl der Polizeieinweisungen bereits jene der Standardeinweisungen. Kärnten reagiert auf den Ärztemangel mit einem besonderen Service, der ´Begleitung durch die Polizei´. Die Polizei überrede Betroffene zum Mitfahren und verspreche ihnen, nach einem kurzen Gespräch mit dem Arzt wieder heim zu dürfen.

´Subtiler Zwang´ nennt das Gschaider. Und: ´Das Unterbringungsgesetz wird umgangen. Die Polizei muss das nicht dokumentieren, für Patienten entstehen rechtliche Unsicherheiten´. Das Gesundheitsministerium sei über die Situation in den Ländern informiert …"

Auch gilt festzuhalten, dass die Psychiatrie die Symptome devianten, also vom sogenannten Normalen abweichenden Verhaltens, die sie zu behandeln vorgibt – namentlich das Auftreten von Delirien und deliranten Syndromen (Verwirrung, Desorientierung, Halluzination), von Depressionen und Suizidalität, nicht minder die Beeinträchtigung von Gefühlswahrnehmungen und intellektueller Leistungsfähigkeit –, durch ihre Eingriffe potenziert, chronifiziert, mehr noch: oft erst und erstmals provoziert.

Derart entsteht ein typisch psychiatrischer Zirkelschluss: Die Symptome, die infolge psychiatrischer Zwangsmaßnahmen auftreten, bestätigen – vermeintlich – die ursprünglich gestellte psychiatrische Diagnose und legitimieren rückwirkend die bereits zuvor ausgeübte Gewalt [47, 48].

Jedenfalls ist nirgendwo, ausgenommen Konzentrations- und Vernichtungslager, die Macht eines Menschen über einen anderen Artgenossen so groß wie in der Psychiatrie; im historischen Kontext werden Psychiater zum Bindeglied zwischen der „normalen" Anstaltspsychiatrie und der Vernichtungsmaschinerie zuvor genannter Straflager. „Folglich wird der Arzt und Beschützer … zum Arzt und Verfolger und wirft einen dunklen Schatten über dieses blutige Jahrhundert. Deutsche, japanische und sowjetische Ärzte missachteten ganz offensichtlich die zwei fundamentalen Regeln der Medizin – Menschen gegen ihren Willen zu behandeln und Menschen zu töten … Die Psychiatrie – gleichermaßen in totalitären wie in freien Staaten – ist für ähnliche Verbrechen gegen die Menschlichkeit verantwortlich … Psychiatrische Praktiken beruhen auf Zwang, berauben ´psychiatrische Patienten´ ihrer Menschlichkeit und machen sie dadurch zu wandelnden Toten" [52].

Systematischer Gebrauch (und Missbrauch) von Macht und Gewalt erfordert einen Berechtigungsnachweis; früher waren Staat und Kirche, heute sind Staat und Medizin diesbezüglich legitimiert [53].

In seiner berühmten Studie über Schizophrenie: *Der Fall Schreber* spekuliert Freud seitenlang über Ursache und Wesen dieser „Krankheit"; mit keinem Wort erwähnt er, dass – charakteristisch für die pseudomedizinische Legitimation der Ausübung von Macht und Gewalt durch die Psychiatrie – Schrebers Not schlichtweg darauf beruhen könnte, dass man ihn weggesperrt und seiner Freiheit beraubt hat [54].

Während man in der Antike „Wahnsinnige“ wohl noch sehr behutsam behandelte (s. hierzu beispielsweise Ciceros „Tusculanae disputationes“), wurden die Ausübung von Macht und die damit verbundene Anwendung von Gewalt im Umgang mit Anders- und dadurch vermeintlich Ab-Artigen im Laufe der Jahrhunderte immer größer; im späten Mittelalter und bis weit in die Neuzeit fielen sie der Inquisition anheim, im 17./18. Jahrhundert wurden sie in Zuchthäusern diszipliniert. Im 19. Jahrhundert entwickelte sich dann die sogenannte Anstaltspsychiatrie, die sich dadurch hervortat, dass sie mit brutalsten Methoden „therapierte“: Auspeitschen, Eintauchen in eiskaltes Wasser, Hungerkuren, Brechmittel, Folterpraktiken wie der Drehstuhl (auf dem die „Patienten“, d.h. die im wahrsten Sinne des Wortes Leidenden, so lange gedreht wurden, bis ihnen das Blut aus Mund und Nase schoss), Einreiben mit Substanzen, die eitrige Geschwüre hervorriefen und dergleichen Foltertechniken mehr waren an der Tagesordnung. Bezeichnenderweise entstand die erste sozialpsychiatrische Protestbewegung, weil über die Maßen viele zwangsweise Gefesselte zu Tode kamen. Zwangsweise gefesselt wird nach wie vor – nach Altväter Art mechanisch oder aber, welch´ Fortschritt, mit Neuroleptika chemisch [55 – 58].

„… Chemikalien wie Tranquilizer, Antidepressiva und die Antipsychotika wie Haldol [Neuroleptika] … und der sogenannte Mood Modifier Lithium sind keine natürlichen Substanzen, sondern sie sind künstlich hergestellte Gifte. Der Psychiater und Psychiatrie-Kritiker Peter Breggin nennt sie in verschiedenen seiner Bücher Neurotoxine (Nervengifte), ebenso Joseph Glenmullen, ein klinischer Ausbilder in Psychiatrie an der Harvard Medical School in seinem Buch Prozac Backlash. Diese Chemikalien haben keinen wissenschaftlich bewiesenen medizinischen Wert oder Nutzen. Ihre Wirkung besteht darin, dass sie jegliche Art problematischen oder störenden Verhaltens,

Stimmungslagen und Gefühle unterdrücken. Diese Gifte, insbesondere Neuroleptika wie Haldol …, wirken sich so hemmend, mächtig und furchterregend aus, dass viele Psychiatrie-Überlebende und andere Kritiker sie als chemische Lobotomie [zur Lobotomie im Folgenden mehr] oder chemische Zwangsjacke bezeichnen. Diese Medikamente haben viele ernste und schädigende Effekte – [verharmlosend] Nebenwirkungen genannt, um zu verniedlichen, wie sie sich tatsächlich äußern, sei es in Zittern, unkontrollierbaren Schüttelbewegungen oder Bewegung der Hände oder anderer Körperteile (wie sie auch bei neurologischen Störungen wie Parkinsonismus oder tardiver Dyskinesie vorkommen), [sei es als] starke Muskelkrämpfe, verschwommenes Sehen, rastloses Hin- und Herlaufen, Alpträume, plötzliche Wutanfälle, Aufgeregtheit, Gedächtnisverlust, Schwächeanfälle, Blutbildveränderungen, Schlaganfälle und plötzlicher Tod“ [59, 60].

Im Folgenden ist zur Problematik von Psychiatrisierung und psychiatrischer Zwangsbehandlung sowie zu deren gesellschaftlichen Ursachen, Zielen und Auswirkungen das Flugblatt einer schweizerischen Anti-Psychiatrie-Bewegung [49] wiedergeben; was zunächst holzschnittartig vergröbert und überzogen erscheinen mag, lässt sich auf den zweiten Blick nicht von der Hand weisen.

„Die erstaunlichen Parallelen
Zwischen Inquisition und Zwangspsychiatrie

Die Inquisition hat die Menschen eingesperrt. Auch die Zwangspsychiatrie bedient sich dieses Mittels. In den Kerkern der Inquisition sind die Menschen gefoltert worden. Gleiches geschieht in den psychiatrischen Anstalten. Unterschiede bestehen lediglich in den Methoden. Die Inquisition pflegte die rohe Folter. Die Zwangspsychiatrie operierte früher mit Lobotomien, Sterilisationen, Elektroschocks, Zwangsjacken, Deckelbädern etc. Heute werden die Eingesperrten gezwungen, als Medikamente getarnte heimtückische Nervengifte zu schlucken. Wenn sich jemand weigert, werden Aufgebote von bis zu einem Dutzend Pflegern zusammengetrommelt. Das Opfer wird gewaltsam gepackt und aufs Bett gefesselt. Alsbald werden ihm die Substanzen mittels einer Injektionsnadel in den Körper gepumpt.

Gemeinsam war und ist beiden Institutionen das sog. Geständnis. Die Opfer der Inquisition wurden hochnotpeinlichen Verhören unterworfen, bis sie gestanden, Ketzer zu sein. Die Opfer der Zwangspsychiatrie müssen gestehen, geisteskrank zu sein. Es findet eine eigentliche Gehirnwäsche statt. Meist schon bei der Einweisung, jedenfalls aber in der Anstalt wird ihnen von den Ärzten eröffnet, sie seien krank. Ihr spontaner Protest wird mit der Feststellung quittiert, sie seien krankheitsuneinsichtig. Die Krankheitsuneinsichtigkeit wiederum wird als wesentliches Merkmal einer Geisteskrankheit bewertet. Eine teuflische Falle. Den Opfern wird klargemacht, eine Entlassung komme erst in Frage, wenn sie einsehen würden, krank zu sein. Das zwingt sie, in wochen-, monate- und manchmal sogar jahrelangen Prozessen ihr ganzes Bewusstsein umzukrempeln und schließlich das verlangte Geständnis abzulegen. Ein Lippenbekenntnis genügt keineswegs und wird von den Ärzten nicht akzeptiert. Um die Krankheitseinsicht zu fixieren, wird den Entlassenen häufig die Pflicht auferlegt, sich der Kontrolle eines Arztes zu unterziehen und weiterhin die ′Medikamente′ einzunehmen. Im Unterlassungsfall wird mit erneuter Einweisung in die Anstalt gedroht.

Die Masse der Zwangspsychiatrisierten verwandelt sich so in läppische, verängstigte, scheue, devote, jedenfalls aber fürs ganze Leben gezeichnete Menschen. Nur wenigen gelingt es, standhaft zu bleiben, mit zum bösen Spiel gemachter guter Miene die Ärzte zu übertölpeln und sich durchzusetzen. Groß ist die Zahl derjenigen, welche die Prozeduren völlig brechen. Sie werden als ´Chronische´ abgebucht und verbringen praktisch das ganze Leben hinter den Mauern.

Abgeschafft ist – im Gegensatz zur Inquisition – der Scheiterhaufen. Allerdings gibt es bedeutend mehr Tote in den psychiatrischen Anstalten, als früher Ketzer verbrannt worden sind. Die Selbstmordrate in den Anstalten und nach solchen Aufenthalten ist bis zu 100-fach höher als bei der ´Normal´-Bevölkerung. Die demütigenden Prozeduren – überfallsmäßiger Abtransport in die Anstalt, im Falle des Widerstands mit Polizeigewalt und in Handschellen; die Zwangsmedikation, vorab das ´Herunterspritzen´ und die Drohungen damit; die Suspendierung praktisch sämtlicher Menschenrechte – lassen den Tod häufig als das kleinere Übel erscheinen. Die Behandlungen mit den Nervengiften enden nicht selten tödlich. Die heimliche statt öffentliche Beseitigung von Menschen dürfte mit dem allgemeinen Stilwandel zusammenhängen, welchen die Französische Revolution eingeleitet und die russische abgeschlossen hat: Die gekrönten Häupter, die sich bis dahin mit großem Pomp zur Schau gestellt hatten, durften ungestraft einen Kopf kürzer gemacht werden. Das hat die gesamte Herrscherclique bewogen, in den Untergrund zu tauchen und von dort aus ihre Imperien – als Demokratien vermarktete Plutokratien – um die Welt zu spannen. Diskretion ist zu einem ihrer obersten Gebote geworden. Fanale wie öffentliches Verbrennen, Enthaupten oder Erhängen werden vermieden. Die heute bevorzugte Methode besteht darin, die das Herrschaftssystem störenden 'Elemente' in hermetisch abgeschotteten Massenanstalten aufzubewahren und die anfallenden Toten unauffällig zu entsorgen.

Inquisition und Zwangspsychiatrie kannten bzw. kennen beide

die sog. Verdachtsstrafe. Sie bedeutet, dass es keiner Beweise, sondern des bloßen Verdachts der Ketzerei bzw. der Geisteskrankheit bedurfte und bedarf, um die vorgesehenen Sanktionen auszulösen. Eine Denunziation rief die Organe der Inquisition auf den Plan. Heute genügt ein Anruf bei einem Psychiater, um einen lästigen Menschen loszuwerden.

Gemeinsam haben Inquisition und Zwangspsychiatrie die absolute Geheimhaltung. Die Folterknechte von damals mussten heilige Eide schwören, kein Sterbenswörtchen über die Vorgänge verlauten zu lassen. Das Anstaltspersonal hat mit Strafverfolgung zu rechnen, falls es Geheimnisse ausplaudert. Die Gerichtsverfahren waren und sind geheim. [Sic! Solche Gerichtsverfahren hat der Autor wiederholt erlebt!] Damals wie heute drohten bzw. drohen Verteidigern von Ketzern bzw. von Geisteskranken Berufsverbote.

Ketzer und Geisteskranke wurden bzw. werden mit den gleichen Euphemismen bedacht. ´Wir wollen Dir ja nur zum rechten Glauben verhelfen und so Deine arme Seele vor dem Teufel und ewiger Verdammnis retten´, haben die Ketzer von den Inquisitoren zu hören bekommen. ´Wir wollen für Dich im geschützten Rahmen einer Klinik sorgen und Dich gesund machen, damit Du wieder ein wohlfunktionierendes Mitglied unserer Gesellschaft werden kannst´, flöten die Ärzte den Geisteskranken ins Ohr.

Die Zwangspsychiatrie geht sogar noch einen Schritt weiter als die Inquisition. Um die letzte Jahrhundertwende herum ist das Prinzip der Eugenik entwickelt worden.

´Geisteskranke´ dürfen sich nicht mehr fortpflanzen. Wer in einer Anstalt landet, kann faktisch keine Kinder zeugen. Die aufgezwungenen Gifte machen impotent. Psychiatrische Diagnosen stigmatisieren und behindern die Etikettierten massiv bei der Partnersuche.

Im Urteil der Zeit waren die Inquisitoren und ihre Auftraggeber hochgeachtete Persönlichkeiten. Das gleiche gilt von den Organen der Zwangspsychiatrie. Erst im Urteil der Geschichte ist die Inquisition als das infame Herrschaftsinstrument demaskiert worden, welches es gewesen ist. Noch ist die Zwangspsychiatrie Gegenwart. Ich bin indessen zuversichtlich, dass die Geschichte mit ihr gleich wie mit der Inquisition verfahren wird. Keine Epoche hat bis jetzt ewig gedauert. Noch jede ist früher oder später zusammengekracht. Wer das Knistern im Gebälk der Zwangspsychiatrie nicht hört, das Wackeln von Dach und Fundamenten der hiesigen und übrigen westlichen Plutokratien nicht sieht, ist taub und blind."

---

[1] Finzen, A. et al.: Hilfe wider Willen. Psychiatrie Verlag, Bonn, 1993, 13

[2] Rufer, M.: Die dunkle Seite der Psychiatrie. Rote Revue, 2007, Jahrgang 85, Nr. 3

[3] Rufer, M.: Ordnungsmacht Psychiatrie. Mitgliederrundbrief des Bundesverbands Psychiatrie-Erfahrener (BRD), 2005, 4, 11-16

[4] Zeitung für Psychiatrieerfahrene in NRW, 2013 (39), 7

[5] Wikipedia: Elektrokrampftherapie, https://de.wikipedia.org/wiki/Elektrokrampftherapie, abgerufen am 11.11.2015

[6] Fraser, L. M., O'Carroll, R. E. und Ebmeier, K. P.: The effect of electroconvulsive therapy on autobiographical memory: a systematic review. In: J ECT, 2008, 24/1, 7-10

[7] Universitätsmedizin Göttingen, Psychiatrie: Elektrokrampftherapie (EKT), http://www.psychiatrie.med.uni-goettingen.de/de/content/patienten/243.html (Abruf: 11.11.2015)

[8] SZ.de: Neustart für das Gehirn. http://www.sueddeutsche.de/gesundheit/neustart-fuer-das-gehirn-elektrokrampftherapie-gegen-depressionen-1.1313085, abgerufen am 11.11.2015

[9] Lautsprecher, Marc Rufer im Interview, Zeitung für Psychiatrieerfahrene in NRW, 2013 (39), 6

[10] Baghai, T. C., Frey, R. und Kasper, S.: Elektrokonvulsionstherapie. Klinische und Wissenschaftliche Aspekte. Springer, Wien, 2004, 12

[11] Rufer, M.: Irrsinn Psychiatrie. Psychisches Leiden ist keine Krankheit. Die Medizinalisierung abweichenden Verhaltens – ein Irrweg. Zytglogge, Thunersee, 4. Auflage 2009

[12] Aderhold, V.: Mortalität durch Neuroleptika. Soziale Psychiatrie, 2007 (4), 5 – 10

[13] PSYCHEX, Zürich: PSYCHEX macht sich zum Anwalt von psychiatrisch Verfolgten. Wir bieten Ihnen unentgeltliche Unterstützung bei: „fürsorgerischer" „Unterbringung“ (FU), Zwangsmedikation. Nützliche Informationen zu Psychopharmaka und anderen „Behandlungsmethoden" der biologischen Psychiatrie. http://www.psychex.ch/doku/RuferBern.pdf., Seite 14, abgerufen am 10. 11. 2015

[14] Pöldinger, W. und Reimer, C. (Hrsg.): Depressionen. Berlin/Heidelberg,1993

[15] Woggon, B: Behandlung mit Psychopharmaka. Bern/Göttingen, 1998

[16] Zehentbauer, J.: Chemie für die Seele. Psychopharmaka und al-

ternative Heilmethoden. Berlin, 2006

[17] Fisher, S. und Greenberg, R. P.: The Limits of Biological Treatments for Psychological Distress. Hillsdale, New Jersey, 1989

[18] Fisher, S. und Greenberg, R. P.: How sure is the Double-Blind Design for Evaluating Psychotropic Drugs? In: The Journal of Nervous and Mental Disease, 1983, 181

[19] Rufer, M.: Psychopharmaka – fragwürdige Mittel zur Behandlung von fiktiven Störungen. In: Wollschläger, M. (Hrsg.): Sozialpsychiatrie, Entwicklungen, Kontroversen, Perspektiven. Tübingen, 2001, 225 – 268

[20] Rufer, M.: Ordnungsmacht Psychiatrie. In: Widerspruch. Zürich, 2004(46), 109 – 124

[21] Rote Liste: Rote Liste® Service GmbH, Mainzer Landstr. 55, 60329 Frankfurt/Main; http://www.rote-liste.de/, abgerufen am 11.11.2015

[22] Goldblatt, D.: Die Psychose durcharbeiten. In: Bock, T. et al. (Hrsg.): Abschied von Babylon. Bonn, 1995

[23] Karon, B. P.: Psychotherapie versus medication for schizophrenia: Empirical comparisons. In: Fisher, S., Greenberg, R. P.: The Limits of Biological Treatments for Psychological Distress. Hillsdale, New Jersey, 1989

[24] Mosher, L. R. und Menn, A. Z.: Wissenschaftliche Erkenntnisse und Systemveränderungen. Erfahrungen im Soteria-Projekt. In: Stierling, H., Wynne, L. C. und Wirsching, M. (Hrsg.): Psychotherapie und Sozialtherapie der Schizophrenie. Berlin, Heidelberg, 1985

[25] Bock, T.: Lichtjahre. Psychosen und Psychiatrie. Bonn, 1999

[26] Dittrich, A., Scharfetter, C.: Phänomenologie außergewöhnli-

cher Bewusstseinszustände. In: Dittrich, A., Scharfetter, C. (Hrsg.): Ethnopsychotherapie. Stuttgart, 1987

[27] Erdheim, M.: Die gesellschaftliche Produktion von Unbewußtheit. Eine Einführung in den ethnopsychoanalytischen Prozeß. Frankfurt a.M., 1982

[28] Kernberg, O. F.: Borderline-Störungen und pathologischer Narzissmus. Frankfurt a.M., 1978

[29] Rufer, M.: Schizophrenie. In: Grubitzsch, S. und Weber, K.: Psychologische Grundbegriffe. Ein Handbuch. Reinbek, 1998

[30] Simoes, M.: Das akute paranoide Syndrom und veränderte Wachbewusstseinszustände (VBW). In: Dittrich A., Hofmann, A. und Leuner, H. (Hrsg.): Welten des Bewusstseins. Band 3, Berlin, 1994

[31] Lautsprecher. Zeitung für Psychiatrieerfahrene in NRW, 2013 (39), 5f.

[32] Rufer, M.: Irrsinn Psychiatrie. Psychisches Leiden ist keine Krankheit. Die Medizinalisierung abweichenden Verhaltens – ein Irrweg. Zytglogge, Thunersee, 4. Auflage 2009, Vorwort

[33] Bruns, G: Ordnungsmacht Psychiatrie. Opladen, 1993

[34] Dressing, H. und Salize, H. J.: Zwangsunterbringung und Zwangsbehandlung psychisch Kranker. Bonn, 2004

[35] Müller, P.: Psychiatrie: Zwangseinweisungen nehmen zu. Dtsch Arztebl 2004; 101(42): A-2794 / B-2369 / C-2263

[36] Haas, E.: Das System spielt verrückt. Beobachter, 2003, 6 (vom 21. März 2003): „Die Anzahl der Zwangseinweisungen in psychiatrische Kliniken steigt massiv an. Eine Instanz, die den Einsatz dieser extremen Maßnahme kontrolliert, fehlt.“

[37] Rufer, Marc: Die dunkle Seite der Psychiatrie. Rote Revue, herausgegeben von der Sozialdemokratischen Partei der Schweiz, 2007, 23

[38] Rufer, M.: Neuromythologie und die Macht der Psychiatrie. In: Widerspruch. 2006, Heft 50, 145-156

[39] Rufer, M.: Ordnungsmacht Psychiatrie. Mitgliederrundbrief des Bundesverbands Psychiatrie-Erfahrener (BRD), 2005, 4, 11-16

[40] Rufer, Marc: Die dunkle Seite der Psychiatrie. Rote Revue, herausgegeben von der Sozialdemokratischen Partei der Schweiz, 2007, 22

[41] Ehlert, M., Lorke, B.: Zur Psychodynamik der traumatischen Reaktion. Psyche, 1988, 42, 502-532

[42] Rufer, M.: Psychiatrie – ihre Diagnostik, ihre Therapien und deren Hintergründe. In: PSYCHEX, Zürich: PSYCHEX macht sich zum Anwalt von psychiatrisch Verfolgten, http://www.psychex.ch/doku/RuferBern.pdf., Seite 15, abgerufen am 11.11.2015

[43] Meier, M. et al.: Zwang zur Ordnung. Zürich, 2007

[44] Lautsprecher, Zeitung für Psychiatrieerfahrene in NRW, 2013 (39), 4f.

[45] Rufer, Marc: Die dunkle Seite der Psychiatrie. Rote Revue, herausgegeben von der Sozialdemokratischen Partei der Schweiz, 2007, 24

[46] Erdheim, M.: Die Psychoanalyse und das Unbewusste in der Kultur. Frankfurt a. M., 1988

[47] Laing, R.: Psychologie und Geisteskrankheit. Suhrkamp, Frankfurt am Main, 1968

[48] Laing, R.: Wahnsinn und Gesellschaft. Eine Geschichte des Wahns im Zeitalter der Vernunft. Suhrkamp, Frankfurt am Main, 1969

[49] http://www.c9c.net/ch/demokratie/me.html, abgerufen am 12. 11.2015

[50] Schönenberger, E.: Fundamentalkritik der Zwangspsychiatrie, www.swiss1.net/.../more/1/FundamentalkritikZwangspsychiatrie, abgerufen im März 2014, Seite 5f.

[51] Der Standard vom 8. April 2013: Mit subtilem Zwang in die Psychiatrie, http://derstandard.at/1363707309597/Mit-subtilem-Zwang-in-die-Psychiatrie, abgerufen am 12.11.2015

[52] Szasz, T.: Anklageschrift gegen den psychiatrischen Zwang. Online- Publikation des gleichnamigen Vortrags im Rahmen des Foucault –Tribunals zur Lage der Psychiatrie vom 30.04. bis 03.05.1998, Volksbühne Berlin (Veranstalter: Irrenoffensive e.V.), http://www.foucault.de/anklageschrift.htm, abgerufen am 12. 11. 2015; hier: Übersetzung des engl. Originaltextes durch den Autor hier vorliegenden Buches

[53] Auden, W. H.: The Dyer's Hand, and Other Essays. Vintage, New York, 1968

[54] Szasz, T. S.: Schizophrenia: The Sacred Symbol of Psychiatry. Syracuse University Press, 1988

[55] Ackerknecht, E. H.: Kurze Geschichte der Psychiatrie. Stuttgart, 1967

[56] Brückner, B.: Geschichte der Psychiatrie (Reihe: Basiswissen). Psychiatrie-Verlag, Köln, 2. Auflage 2014

[57] Dörner, K.: Bürger und Irre. Zur Sozialgeschichte und Wissenschafts- soziologie der Psychiatrie. Frankfurt am Main, 1995

[58] Schott, H. und Tölle, R.: Geschichte der Psychiatrie. Krankheitslehren, Irrwege, Behandlungsformen. Beck, München, 2005

[59] Weitz, D.: Notizen über den PSYCHIATRISCHEN FASCHISMUS, http://www.antipsychiatry.org/ge-weitz.htm, abgerufen am 12.11.2015.
Es handelt sich hierbei um die Übersetzung des engl. Originaltextes – s. [60]

[60] Weitz, D.: Notes on PSYCHIATRIC FASCISM, http://www.antipsychiatry.org/weitz2.htm (Abruf am 12.11. 2015)

ABWEICHLER, POLITISCH MISSLIEBIGE, WIDERSPENSTIGE, GEISTIGE AUFRÜHRER, NEUERER UND IHRE ERFAHRUNGEN MIT DER PSYCHIATRIE – EINIGE BEISPIELE AUS BILDENDER KUNST, MUSIK, LITERATUR UND PHILOSOPHIE: Friedrich Hölderlin, Robert Walser und Camille Claudel

In den Sechziger-, Siebziger- und Achtziger-Jahren des vergangenen Jahrhunderts entwickelte und etablierte sich in weiten Teilen Europas und der USA die sogenannte Antipsychiatrie, eine politische und soziale Bewegung, welche die Existenzberechtigung der Psychiatrie in Frage und die soziale Bedingtheit psychischer „Erkrankungen" in den Fokus ihres Intereses stellte. Dem interessierten Laien sind einschlägige Filme wie „Einer flog über das Kuckucksnest" (USA, 1975) bekannt.

Im Rahmen dieser kritischen Auseinandersetzung mit der Institution Psychiatrie veröffentlichte Bertaux 1978 seine Hölderlin-Biographie, in welcher er die These vertrat, Hölderlin sei durch die ihm drohende politische Verfolgung nachgerade gezwungen gewesen, seine Ver-Rücktheit zu spielen [1].

Die These, dass Hölderlin sich seines tatsächlichen seelischen Zustands durchaus bewusst, also keinesfalls geisteskrank war (müsste wohl eher seelenkrank heißen – jedenfalls eine gleichermaßen interessante wie bezeichnende Begriffskonfusion), diese These lässt sich jedenfalls mit einem bekannten Gedicht von 1811 trefflich untermauern:

„Das Angenehme dieser Welt hab ich genossen,
Die Jugendstunden sind, wie lang! wie lang! verflossen,
April und Mai und Julius sind ferne
Ich bin nichts mehr; ich lebe nicht mehr gerne“ [2].

Jedenfalls wurde Hölderlin 1805 im Auftrag des Kurfürsten von Württemberg verhaftet und des Hochverrats angeklagt. Zwar stellte man die Ermittlungen gegen ihn bald ein, erklärte ihn jedoch für wahnsinnig und verbrachte ihn unter Anwendung von Zwang ins Tübinger Universitätsklinikum. Wegen einer „Manie als Nachkrankheit der Krätze“.

(Zwar müssen solch abenteuerliche Diagnosen im medizinhistorischen Kontext gesehen werden; sie sind indes – bezeichnender für die, welche sie stellen, als für die, denen sie angedichtet werden – durchaus heute noch, zudem kaum seltener und nicht weniger bizarr als vor zweihundert Jahren anzutreffen.)

Die Behandlung Hölderlins – u. a. durch den Psychiater (die passendere Bezeichnung wäre wohl Folterknecht) Autenrieth, der traurige Berühmtheit durch seine gleichnamige Maske zur Knebelung unruhiger Patienten erlangte – muss jedenfalls in höchstem Maße traumatisch und dem seelischen Zustand Hölderlins nicht gerade zuträglich gewesen sein [3]. Er wurde dann unter Vormundschaft gestellt und bis zu seinem Lebensende in den berühmten Tübinger Turm gesperrt.

Hölderlin ist nur eines von unzähligen Beispielen, wie durch Gesellschaften und Jahrhunderte hindurch mit Abweichlern, politisch Missliebigen, Widerspenstigen, geistigen Aufrührern und Neuerern jedweder Couleur verfahren wird.

Ein „Hölderlin-Schicksal" widerfuhr beispielsweise auch Robert Walser, „ … wobei offen bleibt, wie man sich … [die] Zeit seines Verstummtseins … vorstellt – als eine Periode ´geistiger Umnachtung´ … oder als Ausdruck eines radikalen und vollständigen Rückzugs in sich selbst … [, der] auf fatale Weise erzwungen [wurde] … Diagnose und Krankheitsbegriff sind in der Psychiatrie nicht … dazu da, Einsichten in die spezifische seelische Not von Menschen zu gewinnen, sondern [dienen]… zur Legitimierung praktischer Eingriffe in … [ihr] Leben …

Im Krankheitsbegriff sind all die sozialen, therapeutischen … und juristischen Maßnahmen verankert, zu denen die Institution Psychiatrie befugt ist. Und bei der Verteidigung dieses Paradigmas geht es nicht zuletzt auch darum, wer in Gesellschaft und Wissenschaft die Meinungsführerschaft und das Zuständigkeitsmonopol … beanspruchen darf …

Damit wird … auch die Frage ausgeblendet, ob der Betroffene nicht vielleicht … ´krank´-machenden Zusammenhängen unterlegen ist, ob ihm – mit anderen Worten – nicht tiefes Unrecht geschah …

An seinem Bruder Ernst scheint Walser sie genau beobachtet zu haben, jene fatale Spirale der Missachtung und Erniedrigung, des Gefühls, permanent Unrecht zu erleiden, jenes Gift der sich immer tiefer einfressenden Verletzung, jenen heimtückischen Mechanismus von Ausgrenzung, Isolation und Selbstisolation, der zuletzt in ein angeblich nicht mehr nachvollziehbares Anderssein mündet: in die Verrücktheit" [4].

(Siehe hierzu auch Anmerkung [5] sowie Anmerkungen [8] und [8a] zum in Bezug genommenen Roman „Geschwister Tanner".)

Über Hölderlin schreibt Walser (und offenbart dabei auch sich selbst) [9]: „Hölderlin hatte angefangen, Gedichte zu schreiben, doch die leidige Armut zwang ihn, als Erzieher … nach Frankfurt … zu gehen, damit er sein Brot verdiene … In ein hübsches, elegantes Gefängnis begab er sich … und übernahm die … Verpflichtung, sich honett, gescheit und manierlich aufzuführen. Er empfand ein Grauen … Da, da zerbrach, zerriss er, und er war von da an ein armer, beklagenswerter Kranker."

Und er, Walser, fragt in diesem Zusammenhang, fragt Christian Morgenstern: „Was kann man sein, wenn man nicht gesund ist?" [6]

Tertium non datur! Oder doch: Tertium datum est?

Foucault führt diesbezüglich aus, dass aus dem Wahnsinn erst dann eine Krankheit wurde, als „die Vernunft für den Menschen aufgehört hat, eine Ethik zu sein, um statt dessen eine Natur zu werden" [7].

Als Walser – durch seine Lebensumstände und sein exzessives Schreiben (letzteres als Versuch der Bewältigung ersterer) – völlig ausgebrannt war, unternahm er ein paar stümperhafte Versuche, sich das Leben zu nehmen. „Ich konnte aber nicht einmal eine rechte Schlinge machen. Schliesslich war es soweit, dass mich meine Schwester Lisa in die Anstalt Waldau brachte. Noch vor dem Eingangstor habe ich sie gefragt: ′Tun wir auch das Richtige?′ Ihr Schweigen sagte mir genug. Was blieb mir übrig als einzutreten?" [10]

Heute würde man von einem Burn-out sprechen – Walser war erschöpft und depressiv, jedoch nicht suizidgefährdet [11].

Aber er war alleinstehend. Und weil seine Schwester Lisa nicht imstande, genauer: willens war, ihn aufzunehmen, landete er in der Anstalt Waldau. Auch deshalb, weil sie, Lisa, und ihr gemeinsamer Bruder Oskar eine Erbschaft nicht mit ihm, Robert, teilen wollten. So dass die Erbschafts-Frage per (zunächst freiwilliger, dann zwangsweiser) Psychiatrisierung Walsers geklärt wurde.

„Es bleibt jedenfalls ein schwerwiegendes Problem, dass der Fokus der psychiatrischen Diagnostik ganz auf den Einzelnen und die Phänomenologie seiner ´Störungen´ ausgerichtet ist und kein *methodisches* Sensorium für die Frage hat, ob hier nicht einer schlichtweg kapituliert – vor einer Übermacht von widrigen Umständen oder dem Labyrinth menschlicher Verstrickungen.

Mir scheint, dass Walser so einer war, der kapitulierte“ [4].

Und auch Camille Claudel kapitulierte. Nach einem Leben zwischen Leidenschaft, Wahn und Wahn-Sinn.

Camille Claudel, die geniale Bildhauerin, Camille Claudel, die unglückliche Geliebte Rodins (und wohl auch Claude Debussys) [16], Camille Claudel, die gesellschaftlich Geächtete, Camille Claudel, die von eben dieser Gesellschaft und ihren Normen zunächst ins Elend, dann in den Wahn-Sinn Getriebene.

Und dieses Wahnes Sinn (nämlich den – irgendwie, gleichwie, egal, wie – zu überleben), diesen ebenso kryptischen wie arche-typischen Sinn des Wahns nannte man (und nennt man noch immer) Schizophrenie.

Claudel starb 1943 im Alter von fast achtzig Jahren – nach 30-jährigem Aufenthalt in einer „Heil“-Anstalt [12, 13, 14].

1913 ließen sie ihre Mutter und ihr Bruder Paul (Schriftsteller und Diplomat – [15]) in eine psychiatrische Anstalt einweisen. Gegen ihren Willen. Nachdem man ihre Wohnung aufgebrochen und sie mit Gewalt aus dieser entfernt hatte.

„Am 5. März des Jahres 1913 trifft sich Paul Claudel mit Dr. Mischaux, dessen Praxis sich am Quai Bourbon Nr. 19 befindet. Dieser stellt ihm ein ärztliches Attest aus, das entsprechend dem Gesetz von 1838 zur Einweisung in eine Anstalt befugt. Am Montag, dem 10. März 1913, wird Camille interniert. 2 kräftige Krankenwärter dringen gewaltsam in das Atelier Quai Bourbon ein und bemächtigen sich ihrer Person. Auch heutzutage gestalten sich Einweisungen meist spektakulär. Die gewaltsame Einlieferung von Camille Claudel in die Klinik geriet auch 1913 schon in die Kritik. Im Nachhinein muss jedoch gesagt werden, dass zum damaligen Zeitpunkt eigentlich keine andere Möglichkeit bestand, als Camille Claudel in die Klinik einzuliefern, auch wenn die Vorgehensweise damals – wie es auch heute sein würde – brutal erscheint.

Camille Claudel war 48 Jahre alt, als sie für immer hinter Anstaltsmauern verschwand. Sie wurde letztlich unter Wahrung der gesetzlichen Bestimmungen in die Anstalt eingeliefert“ [17].

(**Obiter Dictum**:

Ebenso der Umstand einer Zwangseinweisung Claudels wie die Selbstverständlichkeit, mit der diese gerechtfertigt wird, auch die Hoffart, mit der die ignorante Autorin Anne Delbée die dabei ausgeübte Gewalt exkulpiert, erinnern mich an eine Passage aus meinem Theaterstück

Nur Worte. Über ein Leben. In Deutschland (S. 126 f.):

Ich
will nicht
euer Hofnarr
sein

Als
mich
schaute
die Verzweiflung
dann aus jedem Winkel
meiner Seele an, war ich, obwohl
ich trug, wie all die andern auch, das
Narrenkleid, weiterhin nicht mehr bereit, zu
künden meinen Herrn – die nicht Gott als
Herrn mir aufgegeben, die aufgezwungen mir
das Leben –, wie wunderbar, wie lustig gar das
Leben und ich der Herren Hofnarr sei, deshalb
sei, ohnehin, alles andere
dann einerlei.

Nein.
Nein. Und
nochmals nein.
So riss ich mir vom

Leib das Narrenkleid und sagte
meinen Oberen: Es kann nicht sein,
dass ich, während ich ganz heimlich wein,
für euch, gleichwohl den Affen gebe,
dabei nichts höre, auch nichts
sehe und nichts
rede.

Macht
euren Affen
selbst, macht ihn
nur für euch
allein.

Ich
werd in
Zukunft aufrecht
gehen.

Nur
so kann
ich ich, kann
Mensch ich
sein.

Die Schilderung der Zwangspsychiatrisierung kommt mir im Übrigen allzu bekannt vor – s. *Dein Tod war nicht umsonst.*

Die Menschen sagen immer, die Zeiten werden schlimmer. Die Menschen bleiben. Immer. Die Herrscher werden schlimmer, erlaube ich mir, in Abwandlung von Ringelnatz′ Aphorismus, außerdem anzumerken.

Und hüte Gott, dass sich das Attentat von gestern, vom Pariser Schwarzen Freitag, den 13. November 2015, als eine False-Flag-Aktion herausstellt. Als ob wir solche nicht schon, nur beispielsweise, bei Charlie Hebdo oder Nine Eleven erlebt hätten. Dazu indes an anderer Stelle mehr.)

Noch in den Zwanziger-Jahren hätte Camille Claudel die Anstalt (laut Anstaltsleitung) verlassen können. Dies lehnten Mutter und Schwester (die, beide, Camille in all den Jahren ihres Anstalts-Aufenthalts kein einziges Mal besuchten) indes kategorisch ab.

„Lediglich ihr Bruder, der Schriftsteller Paul Claudel, kam sie hin und wieder besuchen. In einem verzweifelten Brief an einen befreundeten Arzt flehte Camille Claudel diesen an, sie dort herauszuholen. ′Von meiner Familie ist nichts zu erwarten. Unter dem Einfluss böser Menschen glauben meine Mutter, meine Schwester und mein Bruder sämtliche Scheußlichkeiten, die über mich verbreitet werden′, schrieb die Künstlerin. Sie hatte keinen Erfolg. Nach dreißig Jahren in der Psychiatrie starb Camille Claudel am 9. Oktober 1943 mit 78 Jahren“ [18].

„In den ersten Monaten des Jahres 1943 verfallen ihre geistigen Kräfte immer mehr. Am 19. Oktober 1943 stirbt Camille Claudel als armselige alte Frau, die von Amtswegen in einem Anstaltsgrab beerdigt wurde. Das Grab wurde schon wenige Jahre später eingeebnet und war nach dem Krieg nicht mehr ausfindig zu machen. Ein Stern, der strahlend aufgegangen war, war leise untergegangen“ [17].

Was also hat sich geändert im Wandel der Zeiten und der politischen Herrschaftssysteme? Nichts. Das Genie wird missachtet und zerstört, das Mittelmaß und die Dummheit triumphieren und reüssieren. Und es gibt und gab so viele Gustl Mollaths, nicht geniale, indes mutige Menschen, die zugrunde gerichtet werden. Und wurden.

Dies ist die Funktion der Psychiatrie. Als gewaltiges Schwert in den Händen der je Herrschenden.

---

[1] Bertaux, P.: Friedrich Hölderlin. Eine Biographie. Frankfurt/ Main, 1978

[2] Sattler D. E. (Hrsg.): Friedrich Hölderlin: Sämtliche Werke, Briefe und Dokumente. Bremer Ausgabe, Bd. 12. München, 2004, S. 4

[3] Schlimme, J. E. und Gonther, U.: Hölderlins Behandlung im Tübinger Klinikum. In: Uwe Gonther, Jann E. Schlimme (Hrsg.): Hölderlin und die Psychiatrie. Schriften der Hölderlin-Gesellschaft, Bd. 25. Psychiatrie-Verlag, Bonn 2010: S. 51–110; hier S. 104 ff.

[4] Echte, B.: „Hölderlin´sche Schicksalsfortsetzungen“. Vortrag. Jahrestagung der Robert-Walser-Gesellschaft, 27. 0ktober 2001

[5] „Der Schweizer Schriftsteller Robert Walser wurde im Jahre 1933 gegen seinen Willen in die Heil- und Pflegeanstalt Herisau eingewiesen. Infolge einer psychischen Krise war er bereits 1929 in die bernische Heilanstalt Waldau aufgenommen worden. Die damalige

Modediagnose ´Schizophrenie´ wurde in den kommenden Jahren bis zu seinem Tod im Jahre 1956 nicht mehr in Frage gestellt. Im Appenzellerland gab der Meister der Kleinprosa das Schreiben auf. So geriet er literarisch in Vergessenheit und verbrachte die folgenden 23 Jahre als Psychiatriepatient mit Papiersäcke kleben und Schnüre verlesen. Durchbrochen wurden die monotonen Anstaltstage des Patenten Nr. 3561 durch die gelegentlichen Besuche seines Förderers und späteren Vormundes, des Schriftstellers, Journalisten und Mäzen Carl Seelig (1894-1962). Die ausgedehnten Gewaltmärsche der beiden Spaziergänger hat Seelig in seinen ´Wanderungen mit Robert Walser´ dokumentiert. Heute gilt Robert Walser als moderner Klassiker von Weltformat und ist somit einer der wichtigsten Schweizer Autoren des 20. Jahrhunderts" (Psychiatrischen Zentrum Appenzell/ Ausserrhoden: Robert Walser [1878 – 1956], http://www.spitalverbund.ch/contento/PsychiatrischesZentrum/%C3%9 Cberuns/KunstundKultur/RobertWalser/tabid/872/language/de-DE/Default.aspx, abgerufen am 13.11.2015).

[6] Robert Walser: Briefe. Suhrkamp, Frankfurt a.M., 1979, 46

[7] Foucault, M.: Psychologie und Geisteskrankheit. Suhrkamp, Frankfurt a. M., 1968, 131

[8] Groddeck, W. et al.[Hrsg.]: Geschwister Tanner. Band IV der Kritischen Robert Walser-Ausgabe. Stroemfeld, Frankfurt/Basel, 2008.

[8a] „´Geschwister Tanner´ ist ein Roman des Wiedererlebens, der ständigen Wiederkehr des Gleichen in neuen Formen. In seiner scheinbaren Episodenhaftigkeit ist er verwandt mit Franz Kafkas erstem Roman ´Der Verschollene´ … Robert Walser … selbst hat den Weg in die Einsamkeit des Sanatoriums gewählt: eine Welt fernab von den ´Flügeln der Kindheit´ – oder doch sehr nahe? Aufgehen in der Welt einer kindlichen Verzückung und die tiefste aller Einsamkeiten: Das muss kein Paradox sein. Der kindliche Blick findet in den Dingen sein Gegenüber. Sie scheinen stumm und sprechen doch. Simon Tanner scheint oft überquellend vor Leben und ist in Tat und

Wahrheit doch nur in einem Vorzimmer und klopft leise an die Tür des Lebens. Robert Walser hat das leise Klopfen in einen grossen Roman verwandelt, den wir vielleicht nur verstehen, wenn wir ihn mit den Augen eines Kindes betrachten lernen.“ (Seminararbeit zu Robert Walsers Geschwister Tanner, http://www.google.de/url?sa=t&rct=j&q=&esrc=s&source=web&cd=6&cad=rja&uact=8&ved=0CEEQFjAFahUKEwi425ymtY3JAhUBCSwKHYFnBho&url=http%3A%2F%2Fepper.twoday.net%2Ffiles%2Fseminararbeit%2Bzu%2Brobert%2Bwalsers%2Bgeschwister%2Btanner%2F&usg=AF-QjCNEzrH2WUxftQeFfpFVlcl91Og9Xzw&bvm=bv.107467506,d.bGg, Abruf am 13.11.2015.
Eine vortreffliche Interpretation – Chapeau!)

[9] Robert Walser: Hölderlin. In: Robert Walser: Sämtliche Werke, Band 6, 116 f.

[10] Seelig, C.: Wanderungen mit Robert Walser. Suhrkamp, Frankfurt am Main, 1977, 24

[11] Robert-Walser-Archiv, Zürich: Ärztlicher Bericht (Walter Morgenthaler). Bern, 26.1.1929. Typoskript, Blatt 1, Seite 1

[12] Leisner, B.: „Ich mache keine Kompromisse“ – Camille Claudel. List-Taschenbuch. Ullstein, 2001

[13] Paris, R.-M.: Camille Claudel. Französische Originalausgabe: Gallimard. 1984. Hier: S. Fischer Verlag, 8. Auflage 1999

[14] J. A. Schmoll: Auguste Rodin und Camille Claudell. Prestel Verlag, München, 1994

[15] Paul Claudel, Camilles um 4 Jahre jüngerer Bruder, Mitglied der Académie Française und der American Academy of Arts and Sciences sowie Träger des Großkreuzes der Ehrenlegion, wird zur „Renouveau catholique“ gezählt, einer literarisch-philosophisch, teilweise auch sozialkritisch katholischen Bewegung, die von Frankreich ausgehend sich auch auf andere europäische Länder ausbreitete; zu

ihren Vertretern zählen beispielsweise auch François Mauriac (Frankreich) oder Werner Bergengruen, Stefan Andres und Elisabeth Langgässer in Deutschland sowie T.S. Eliot und Graham Greene in England.

S. hierzu beispielsweise:

- Lindhorst, E.: Die Dialektik von Geistesgeschichte und Theologie in der modernen Literatur Frankreichs. Dichtung in der Tradition des Renouveau Catholique von 1890-1990. Dissertation, Köln 1993 sowie Königshausen & Neumann, Würzburg, 1995

- Neumann, V.: Die Theologie des Renouveau catholique. Glaubensreflexion französischer Schriftsteller in der Moderne am Beispiel von Georges Bernanos und François Mauriac. Lang, Frankfurt am Main, 2007

[16] WDR 3 – WDR 5 ZeitZeichen: 12. Oktober 1886: Auguste Rodin und Camille Claudel schließen einen Vertrag, http://www.podcast.de/episode/2846965/WDR+3-WDR+5+ZeitZeichen %3A+12.+Oktober+1886%3A+Auguste+Rodin+und+Camille+Claudel+schlie%C3%9Fen+einen+Vertrag/, abgerufen am 14.11.2015:

„In Paris haben sie sich 1883 kennengelernt: Sie[,] die Anfängerin, er[,] der Meister. Sie wird seine Schülerin, seine Geliebte. An vielen der Werke, die Rodins Ruhm ausmachen, ist Camille Claudel beteiligt. 1886 eine tiefe Krise: Camille hält es nicht länger aus, dass Rodin zugleich an seiner langjährigen Gefährtin Rose Beuret festhält. Um die Geliebte zu beschwichtigen, setzt Rodin einen detaillierten Vertrag auf: ´Ab heute, 12. Oktober 1886, werde ich als einzige Schülerin Mlle Camille Claudel behalten ... Ab jetzt werde ich mich mit keiner anderen Frau einlassen ...´ Er hält den Vertrag nicht ein.“

[17] Vortrag von Anne Delbée (Autorin der Roman-Biographie: Der Kuss. Kunst und Leben der Camille Claudel. btb-Verlag, Berlin, 2013): Camille Claudel – ein Künstlerleben zwischen Wahn und Leidenschaft, https://www.google.de/url?sa=t&rct=j&q=&esrc=s&sour-

ce=web&cd=1&cad=rja&uact=8&ved=0CB0QFjAAahUKEwje8Y_KqY_JAhXItBoKHXmqDw4&url=http%3A%2F%2Fwww.rkk-apolda.de%2Fimg%2Faktuell
%2FCamilleClaudelVortragKurz.pdf&usg=AFQjCNGF6IMiFCXM-KUZEIPklAJtYZ13Pyg, abgerufen am 14.11.2015

[18] Frankfurter Neue Presse vom 06.12.2014: Bis zur Selbstzerstörung. Die französische Bildhauerin war ihrer Zeit weit voraus und in einer Männerdomäne erfolgreich. Sie zerbrach an einer leidenschaftlichen Beziehung zu dem Künstlerkollegen Auguste Rodin.

ABWEICHLER, POLITISCH MISSLIEBIGE, WIDERSPENSTIGE, GEISTIGE AUFRÜHRER, NEUERER UND IHRE ERFAHRUNGEN MIT DER PSYCHIATRIE – EINIGE BEISPIELE AUS BILDENDER KUNST, MUSIK, LITERATUR UND PHILOSOPHIE: Von Gerhard Roth bis Elias Canetti, von Leo Navratil bis Heinar Kipphardt, von Hans Prinzhorn bis zu Dürrenmatts „Die Physiker“

„Als in Gerhard Roths Roman ′Der Untersuchungsrichter′ (1988) der Ich-Erzähler einmal eine psychiatrische Anstalt besichtigt, kommt er mit einem der Insassen ins Gespräch. Bald bemerkt er, wie normal dieser Patient ist, und bemüht sich, sein Vertrauen zu gewinnen. Das Gespräch ist mühsam, irgendwann verabschiedet sich der andere – und geht zum Ausgang. Auch er war nur zu Besuch. ′Wir hatten also mehr als eine Stunde angestrengt miteinander gesprochen, das Vertrauen des anderen zu gewinnen versucht und ihm seine ′Normalität′ bescheinigen wollen, in der gegenseitigen Überzeugung, der andere sei verrückt …“ [1]

„Als den beharrlichen Versuch, die Grenzen zwischen ′Wahnsinn′ und ′Normalität′ zu irritieren, neu zu ziehen oder ganz aufzulösen – so könnte man das gewaltige Erzählwerk des Grazer Autors [Gerhard Roth] zusammenfassen … Dazu gehört für Roth auch, die fatale Logik des Ein- und Ausschliessens aufzuzeigen, die pathogene Rolle der Gesellschaft, zumal der seiner ´fremden Heimat Österreich´, und die Nähe des Anderen der Vernunft zu den Quellen der Kreativität …

Die Affinität zum Wahn hat Roths Werk mit dem Elias Canettis gemeinsam … Elias Canetti war von dem damals jungen Autor, der so leidenschaftlich das Konzept der Normalität infrage stellte, offenkundig angetan. Dass Roth für den sogenannten normalen Menschen den Begriff ´Normo-Path´ prägte, amüsierte den Nobelpreisträger, der, wie erst die Nachwelt erfuhr, selbst häufig genug am Rande des Wahnsinns balancierte: ´Ich glaube, es war das einzige Mal, dass ich Canetti lachen sah.´ Umgekehrt allerdings verging Roth das Lachen, als bei einer ihrer Begegnungen das Gespräch auf die Nervenheilanstalt Gugging bei Klosterneuburg mit ihren Künstler-Patienten kam. Mit der ihm eigenen Freude am Verurteilen bezeichnete Canetti den Anstaltsleiter Leo Navratil als Arzt, der seine künstlerisch begabten Patienten vorführe ´wie ein Zirkusdirektor. Was wahr sein könne, wird durch ihn zur Dressur´" [ibd.]. S. auch [2, 3, 4, 5].

Und auch in Dürrenmatts *Die Physiker* bleibt letztlich unklar, wer die Irren sind – die Insassen der Anstalt oder die Ärzte – und wo die Irren sind – in der Anstalt oder draußen. Und schuldig werden alle. Die drinnen. Die draußen. Die Verrückten. Und die „Gesunden".

„Auch daß die Handlung zunächst wie ein Kabarett-Ulk aussieht und dem klassischen Muster des Irrenwitzes folgt, bei dem die Vernunft an einer Stelle auftaucht, wo sie nicht hingehört, die Logik an einer Stelle funktioniert, wo niemand sie erwartet" [6] zeigt, im Theaterstück wie im „richtigen Leben", dass die Grenzen zwischen gesund und psychisch krank, zwischen normal und verrückt unscharf sind, nicht klar zu definieren, dass sie immer wieder Bäumchen-wechsel-dich spielen.

„Die Physiker, ′harmlose, liebenswerte Irre, lenkbar, leicht zu behandeln und anspruchslos′, wären ′wahre Musterpatienten′, wenn nicht Beutler alias Newton vor drei Monaten seine Pflegerin mit einer Vorhangkordel erdrosselt hätte“ [6].

So also bricht sich der normale Wahnsinn immer wieder Bahn. Und es stellt sich die Frage:

Sind wir nun Irre? Oder nur leicht zu behandeln? Oder eben keine Irre. Weshalb wir dann handeln. Statt uns behandeln zu lassen. Außer- oder innerhalb von Anstaltsmauern.

Nur Wortspielereien? Zumindest solche mit mehr als ernstem Hintergrund.

Jedenfalls wollen wir – (fast) alle und aus sehr speziellen und höchst subjektiven Gründen – in dem Irrenhaus bleiben, das wir „Normalität“ nennen.

Wie aber könnte einer gesund sein, der dieses Irrenhaus, das man das Leben heißt, erträgt, ohne (psychisch) krank zu werden? Wie könnte einer „gesund“ sein, ohne an Leib und Seele zu leiden. Wie also könnte einer gesund bleiben, ohne aus der verrückten Ordnung des sog. Normalen in die stringente, wenn auch kryptische Ordnung von Irr-Sinn und Wahn-Welt zu flüchten?

„Möbius: ′Nur im Irrenhaus sind wir noch frei. Nur im Irrenhaus dürfen wir noch denken. In der Freiheit sind unsere Gedanken Sprengstoff ′" [7].

Fürwahr. Und aufgrund moderner technischer Errungenschaften kann dieser Sprengstoff die ganze Welt in die Luft jagen!

---

[1] Neue Zürcher Zeitung vom 27.6.2012: Der Wahnsinn und die Kunst.
Wenige haben im Kontakt zu Psychiatrie-Patienten die Grenzen von „Normalität“ und „Wahnsinn“ so intensiv erkundet wie der Schriftsteller Gerhard Roth. Die pathogene Rolle der Gesellschaft, zumal der seiner „fremden Heimat Österreich“, ist ihm in gewaltigen Prosazyklen zum Lebensthema geworden.

[2] Leo Navratil, ein österreichischer Psychiater der 2. Hälfte des 20. Jahrhunderts, wurde namentlich durch seine Bücher *Schizophrenie und Kunst* (dtv, München, 1965) und *Schizophrenie und Sprache* (dtv, München, 1966) sowie im Zusammenhang mit der sog. *Art brut* bekannt, die auch als *zustandsgebundene Kunst* bezeichnet wird; hierunter versteht man die künstlerischen Ausdrucksformen sog. seelisch Kranker, vornehmlich der Insassen psychiatrischer Anstalten.

Einige seiner Patienten fanden allgemeine künstlerische Anerkennung, so der Maler August Walla und der Lyriker Ernst Herbeck. Letzterer war fast ein halbes Jahrhundert (!) Insasse der Niederösterreichischen Landesnervenklinik in Maria Gugging; Gedichte von ihm wurden (in der Kunstfigur des *Alexander März*) von Heinar Kipphardt „übernommen“, weniger elegant formuliert: geklaut, zum Teil literarisch (in Roman und Schauspiel) „verarbeitet“.

S. hierzu:

- Kipphardt, H.: Leben des schizophrenen Dichters Alexander M.: ein Film. Klaus Wagenbach, Berlin, 1976

- Kipphardt, H.: März: Roman. Bertelsmann, München/ Gütersloh/ Wien, 1976

- Düsseldorfer Schauspielhaus: Heinar Kipphardt – März, ein Künstlerleben. Neuaufführung vom 24.04.2015, http://www.duesseldorfer-schauspielhaus.de/de/index/spielplan/alle-stuecke/stueck.php?SID=1574, abgerufen am 15.11.2015:

„Der Dichter Alexander März wird eines Morgens christusgleich im Apfelbaum hängend gefunden. Wie fließend die Grenzen von Wahnsinn und Kunst sind, lässt sich am Leidensweg dieses schizophrenen Künstlers ablesen, für den Kunst immer wieder Heilung und Erlösung bedeuten kann. Der beschützende Instinkt seiner Mutter lastet ebenso auf dem hochsensiblen Künstler wie das enttäuschte Auge seines Vaters, dem der Sohn nie etwas recht machen konnte und kann. Die innere Emigration in den Klinikaufenthalten überwindet der Künstler März nur zeitweise in seiner Liebe zur unberührbaren Hannah, einer Mitpatientin, die wieder und wieder ihrem Verfolgungswahn erliegt. So klar und rein sind die Betrachtungen des Poeten und Patienten März, so sensibel und eigenwillig, dass die Unterschiede zwischen Arzt und Patient verschwimmen und wir uns fragen: Ist das schon Wahn oder noch Kunst?

Heinar Kipphardts März, ein Künstlerleben wurde 1980 am Düsseldorfer Schauspielhaus … uraufgeführt. Der Text basiert auf der wahren Geschichte des schizophrenen Autors Ernst Herbeck, der unter dem Pseudonym Alexander Herbich Gedichte schrieb. Sein Psychiater Dr. Leo Navratil veröffentlicht seine Krankengeschichte nebst den Gedichten."

Wolf Biermann hat März- (i.e. Herbeck-) Gedichte vertont und damit einem breiteren Publikum zugänglich gemacht (Wolf Biermann: Hälfte Des Lebens. CBS – 83 922, 1979).

[3] Leo Navratil ist in der Tradition von (einigen wenigen) Psychiatern (seit Beginn des 20. Jahrhunderts) zu sehen, die, in dem Versuch, psychisch Kranke besser zu verstehen, diese ermutigten, ihren Seelenzustand mit Mitteln der Kunst zum Ausdruck zu bringen. Das Ergebnis nannte man „Art brut".

In diesem Zusammenhang sind beispielsweise auch Walter Morgenthaler und namentlich Hans Prinzhorn zu nennen.

Ersterer, ein Bleuler-Schüler, wurde bekannt, als er (1921) die Krankengeschichte des „schizophrenen" Schweizer Malers, Bildhauers, Komponisten und Schriftstellers Adolf Wölfli veröffentlichte, der die letzten 35 Jahre seines Lebens in der Nervenheilanstalt Waldau verbrachte (Walter Morgenthaler: Ein Geisteskranker als Künstler. Verlag Ernst Bircher, Bern, 1921).

„Parallel zum erzählerischen Werk zeichnet Wölfli zuerst vereinzelt, ab 1916 wegen steigender Nachfrage regelmässig, sogenannte Einblattzeichnungen oder ′Brotkunst′ (Walter Morgenthalter). Diese Zeichnungen auf losen Blättern kann Wölfli, im Gegensatz zu den Schriften, die als Ganzes zusammenbleiben müssen, an Ärzte, Angestellte und Besucher verschenken, verkaufen oder gegen Farbstifte, Papier oder Tabak eintauschen…

Die Einblattzeichnungen sind für die Rezeption von Wölflis Werk von grösster Wichtigkeit. Während das Schriftwerk bis Anfang der 70er Jahre in der Waldau blieb und das wirkliche Ausmass seiner Kopfwelt erst 1976 bekannt wurde, zirkulierten die Einblattzeichnungen in der Öffentlichkeit: zuerst in einem kleinen Kreis von Liebhabern, später unter Künstlern (Jean Dubuffet, André Breton … u.v.a.), seit den 70er Jahren auch in Kunstausstellungen und auf dem Kunstmarkt" (Kunstmuseum Bern: Brotkunst von Adolf Wölfli. Ausstellung vom 15.07.05 – 31.10.05, http://www.adolfwoelfli.ch/index.php?c=detail&lang=d&level=1&sublevel= 0&id=83, abgerufen am 15.11.2015).

[4] Hans Prinzhorn, Philosoph, Kunsthistoriker, Arzt und Psychiater, einer der Großen seiner Fachs, dem folgerichtig auch eine akademische Karriere versagt blieb und der 1933, verarmt und gerade einmal 47 Jahre alt, an Typhus starb, stellte seit Anfang der Zwanziger-Jahre die weltberühmte Prinzhorn-Sammlung zusammen, eine – noch von Kraeplin initiierte – Archivierung von über 5000 Gemälden, geschaffen von fast 500 Patienten der Psychiatrischen Klinik der Universität

Heidelberg.

Sein (bereits 1922 veröffentlichtes) Werk *Bildnerei der Geisteskranken* wurde von der Kunstwelt, z. T. auch von der Psychologie mit Begeisterung aufgenommen, stieß bei Medizinern/Psychiatern i.a. jedoch allenfalls auf Gleichgültigkeit, meist auf Ablehnung (Hans Prinzhorn: Bildnerei der Geisteskranken. Ein Beitrag zur Psychologie und Psychopathologie der Gestaltung. Springer, Wien/New York, 6. Auflage 2001).

Das Buch wie die Arbeit Prinzhorns stellen einen ersten, überaus bemerkenswerten Versuch dar, die Schöpfungen psychisch Kranker zu verstehen:

„Das erstmals 1922 im Verlag Julius Springer, Berlin, erschienene Werk ´Bildnerei der Geisteskranken´ von Hans Prinzhorn ist heute längst ein Klassiker. Entstanden sind diese Bildwerke zwischen 1890 und 1920. Vor Prinzhorn galten Bildwerke von Geisteskranken als erstaunliche, aber im Grunde unverständliche Hervorbringungen eines geistigen Totenreiches. Für Prinzhorn waren sie Durchbrüche eines allgemein menschlichen Gestaltungsdranges, der den autistischen Abkapselungstendenzen der Geisteskrankheit entgegenwirkt. Prinzhorn war vor allem an den in den Bildwerken wirksamen formalen Gestaltungsprinzipien interessiert, z.B. an dem elementar sich durchsetzenden, überwuchernden Symbolbedürfnis der Kranken oder an ihren ornamentalen, iterierenden Ordnungstendenzen. Die unbestreitbare Kunstleistung mancher dieser Kranken hat ihn besonders beeindruckt und er hat es verstanden, ihre Leistungen durch seine vergleichende Methode dem Leser nahezubringen“ (http://www.amazon.de/Bildnerei-Geisteskranken-Psychologie-Psychopathologie-Gestaltung/dp/321183706X, abgerufen am 15.11.2015).

[5] Nicht unerwähnt bleiben soll in diesen Zusammenhang Uwe Henrik Peters:

„Von 1991 bis 1994 amtierte er als Präsident und Vizepräsident der Deutschen Gesellschaft für Psychiatrie, Psychotherapie und Nervenheilkunde. In seinen zahlreichen Veröffentlichungen hat er immer wieder die Forschung im Grenzbereich zwischen Medizin und Geisteswissenschaften befruchtet, unter anderem mit einem stark beachteten Buch über Hölderlins Wahnsinn ... In zwei grundlegenden Büchern hat sich Peters [u.a. auch] mit [Robert] Schumanns angeblichem Wahnsinn befasst" (Kölner Stadt-Anzeiger vom 26.03.2010: Zur Person. Prof. Dr. Uwe Henrik Peters).

Vor einem Vierteljahrhundert hat mir Prof. Peters die Stelle eines Oberarztes und Privatassistenten angeboten; ich war begeistert von seiner Persönlichkeit. Gleichwohl, jung und dumm, wie ich war, glaubte ich, mein „Heil" eher in der ärztlichen Selbständigkeit zu finden und erteilte ihm eine Absage, zudem auf ziemlich unhöfliche Art. Wiewohl er sich kaum noch daran erinnern wird, möchte ich ihn, wenn auch mit Verspätung und auf eher unübliche Art, hiermit um Entschuldigung bitten.

[6] Der Spiegel vom 28.02.1962: Dürrenmatt. Im Irrenhaus:
... Auf den ersten Blick sah es am vergangenen Mittwoch im Zürcher Schauspielhaus so aus, als hätte Friedrich Dürrenmatt der deutschen deutschsprachigen-Literatur ein neues Lustspiel beigebracht. Auf den zweiten Blick wirkten 'Die Physiker' eher wie ein Arsenal von Irrenwitzen. Tatsächlich sind sie ein Zeitstück."

[7] Dürrenmatt, F.: Die Physiker. Eine Komödie in zwei Akten. Arche, Zürich, Erstausgabe 1962, S. 63

ABWEICHLER, POLITISCH MISSLIEBIGE, WIDERSPENSTIGE, GEISTIGE AUFRÜHRER, NEUERER UND IHRE ERFAHRUNGEN MIT DER PSYCHIATRIE – EINIGE BEISPIELE AUS BILDENDER KUNST, MUSIK, LITERATUR UND PHILOSOPHIE: Psychisch „krank“ werden kann jeder

„Es ist überraschend, wenn man ein wenig nachforscht, wie viele bekannte Künstler und Geistesschaffende der Vergangenheit an einer psychischen Krankheit gelitten haben. Fast ist man geneigt zu sagen: Gab es jemals überhaupt ein völlig gesundes Genie? Die … genannten Personen litten an den verschiedensten Störungen und sie alle wurden mehr oder weniger nicht psychiatrisch behandelt. Und doch haben sie große Werke vollbracht und der Menschheit unschätzbare Dienste erwiesen. Ohne sie gäbe es beispielsweise nicht die Sinfonien Beethovens oder die Bilder van Goghs, es gäbe Goethes ´Werther´ nicht oder die Entdeckung der Neuen Welt durch Christoph Kolumbus, ja – vielleicht gäbe es das ganze Christentum heute nicht in dieser Form.

Die psychisch Kranken von heute zu stigmatisieren, zu hospitalisieren, sie aus der sozialen Welt auszugrenzen, sie womöglich in nicht allzu ferner Zukunft per Gentest einfach abzutreiben – das ist jedenfalls der falsche Weg, bedenkt man die Leistungen, zu denen ´die Gestörten´ fähig sind und die man ihnen ruhig zutrauen sollte. Ohne sie wäre die Menschheit und das Menschsein verarmt“ [1].

So sollen – wer kann dies heute, im Einzel- resp. Zweifelsfall, noch beweisen oder widerlegen? –, so also sollen Beethoven, Mussorgsky und Toulouse-Lautrec, Baudelaire, Gorki und E. T. A. Hoffmann, Edgar Allan Poe und Paul Verlaine Alkoholiker, mithin „Sucht-Kranke“ gewesen sein; an einer Erkrankung des schizophrenen Formenkreises oder einer Zyklothymie (manisch-depressiven Erkrankung) haben wohl (zumindest mit einiger Wahrscheinlichkeit) Chopin, Robert Schumann(?),Vincent van Gogh, Wassily Kandinsky und Edvard Munch gelitten, ebenso Dante, Balzac, Dickens und Goethe(?), Hölderlin, Jakob Lenz (der Sturm-und-Drang-Dichter), Conrad Ferdinand Meyer und Rainer Maria Rilke, Adalbert Stifter und August Strindberg, Kant und Nietzsche, Jean Jaques Rousseau und Rudolf Steiner(?), auch Winston Churchill (Literatur-Nobelpreisträger 1953 – sic!) [2]; die Zahl der Depressiven ist Legion (wer muss als kluger, sensibler Mensch nicht depressiv sein/ werden in Gottes – oder doch der Menschen[?] – ach so unvollkommener Welt!); nur partes pro toto seien genannt: Franz Liszt, Pablo Picasso, Wilhelm Busch und Sören Kierkegaard [1, 3, 4, 5, 6].

Namentlich bipolare „Störungen“ (Zyklothymien) mit ihren manischen Phasen des Schaffensrauschs sind bei Künstlern oft anzutreffen; bemerkenswerterweise sind auch Menschen, die, in psychiatrischer Diktion, dem schizophrenen Formenkreis zuzurechnen sind, oft intelligente, sensible, innovativ-kreative Persönlichkeiten.

Bekannte Künstler der jüngeren Vergangenheit und der Gegenwart, die sich zu ihrem psychisch Anders-Sein bekennen, sind beispielsweise Hermann Hesse und Virginia Woolf, Curt Cobain (Sänger und Gitarrist von *Nirvana*) und Norman Mailer, Cole Porter und Tennessee Williams, Marlon Brando und Paul Simon [1].

Und viele, viele andere, die nach wie vor die Stigmatisierung einer psychischen Erkrankung (im psychiatrischen Sinne) fürchten.

Jedenfalls würde/könnte man van Gogh heute in etwa wie folgt (psychiatrisch) „diagnostizieren“:

- Psychose bei Epilepsie/Temporallappen-Epilepsie
- Psychische Störung aufgrund somatischer Erkrankung/ organische Persönlichkeitsstörung
- Akute intermittierende Porphyrie
- Digitalis-Vergiftung mit Xanthopsie (Gelb-Sehen von Gegenständen)
- Bleivergiftung mit deliranter Symptomatik
- Alkohol- und Nikotin-Abusus
- (paranoide) Schizophrenie mit rezidivierenden Psychosen
- Zyklothymie (manisch-depressives Irre-Sein)
- Angststörung
- „Borderline“ (zwischen Psychose und Epilepsie).

Was für ein Glück, dass er einfach nur wunderbare Bilder gemalt hat!

„Er sei von einer Gesellschaft gekommen, wo er die Seele war. Die Einfälle … [seien] ihm nur so zugeflossen, alle hätten gelacht, ihn bewundert. In Hochstimmung zu Hause angelangt …, hätten sich alle Schrecknisse tiefster Verzweiflung über ihn ausgebreitet, so daß er im Selbstmord den einzigen Ausweg zu sehen glaubte … Der Mann … war Kierkegaard. Man hat sein

Leben einen Ozean grübelnder Schwermut genannt, aus dem nur wie vereinzelte, verlorene Inseln Zustände fragwürdiger Heiterkeit und scheinbar lebensbejahender Aktivität aufragten. Und gerade in und mit seinem aus Schwermut, Angst und Verzweiflung geborenen Werk leitete er die epochale philosophische Wendung zum Existentialismus ein …

Man findet wohl bei den meisten oder doch bei sehr vielen Menschen, die wir als ´Genies´ bezeichnen, Züge des Befremdlichen, Rätselhaften, des Bedrohlichen oder des Bedrohtseins …

Aristoteles fragte, warum alle außergewöhnlichen Menschen und vor allem die Philosophen ´Melancholiker´ seien; Plato war geradezu fasziniert von der ´Mania, dem ´göttlichen Wahnsinn´ der Dichter …

Von Goethe liegen zahlreiche Äußerungen vor über die Bedrohungen vom Wahnsinn, vom Kampf gegen den Sturz in den Abgrund; auch Schiller fürchtete manchmal, sich ´auf einem zu pathologischen Wege zu befinden´. Ein Buch von Stefan Zweig über Hölderlin, Kleist und Nietzsche trägt den Titel: ´Der Kampf mit dem Dämon´ …

Was [also] ist ´Irrsinn´? Daran rätselt die Menschheit seit jeher, und genau weiß man es eigentlich immer noch nicht …

Jaspers … zeig[t] uns, wie Leistung nicht nur trotz Krankheit entsteht, sondern wie die Krankheit Bedingung gewisser Leistungen sein kann … Der Psychiater v. Szilasi hält Melancholie geradezu für eine Bedingung der Genialität; er sieht in ihr einen ´Auftrag, gegen die Mächte der Finsternis und die Trägheit des eigenen Herzens zu kämpfen´ und versteht die Melancholie als ein ´Sich-Hinaushalten ins Dunkle und Sich-Aushalten im

Dunkeln um des Hellen willen´ … [Und] schon in Lehrbüchern der Malerei steht, daß ein nur helles Bild eben nicht hell, sondern blaß wirkt, und daß es der dunklen Töne bedarf, wenn in einem Bild etwas aufleuchten soll“ [7]. S. auch [8, 9. 10, 11].

---

[1] Berühmte psychisch kranke Persönlichkeiten, http://home.arcor.-de/pahaschi/genies.htm, abgerufen am 16.11.2015

[2] Universal-Lexikon. 2012. Literaturnobelpreis 1953: Winston Spencer Churchill, http://universal_lexikon.deacademic.com/267214/ Literaturnobelpreis_1953%3A_Winston_Spencer_Churchill, abgerufen am 16.11.2015:

„Seine schriftstellerische Karriere war eng mit der politischen verwoben, denn er verfasste vor allem bedeutende Darstellungen der Zeitgeschichte, die er selbst mitgeprägt hatte … Churchills Geschichtsschreibung betont das Dramatische: Innerhalb eines groß angelegten Handlungsbogens nimmt jede Einzelsituation den Charakter einer Grundsatzentscheidung an. So steigert Churchill natürlich auch die eigene Bedeutung.“

Mit anderen Worten: Churchill, einer der grüßten Verbrecher der Geschichte (quod esset et demonstrandum est), schreibt seine eigene Geschichte. Und erhält dafür den Literatur-Nobelpreis.

[3] ADHS, Depression, Schizophrenie, Suizid. Berühmte psychisch kranke Persönlichkeiten, http://depression-psychose.blogspot.de/ 2011/10/beruhmte-psychisch-kran ke.html, abgerufen am 16.11.2015

[4] Frankfurter Allgemeine vom 05.09.2015. Wissen. Psychiatrie und Kunst. Macht Kunst gesund?

„Für Surrealisten und die ´Art Brut´ war die Kunst psychisch Kranker eine Quelle der Inspiration. Heute wird ihr Schaffen kunstthera-

peutisch genutzt. Ihre Werke sind in der Mitte der Gesellschaft angekommen …
Ende der vierziger Jahre gründete Jean Dubuffet die ´Compagnie de l'Art Brut´. Er sammelte Kunst aus psychiatrischen Einrichtungen in ganz Europa. Für ihn waren die Kranken Personen, die, von den gesellschaftlichen Konventionen befreit, beflügelt und hellsichtig waren und ihre Werke deshalb echte, weil ursprüngliche Kunst …
Die Kunst psychisch Kranker rief natürlich auch Therapeuten, Psychologen und Ärzte auf den Plan. Sie wollten sie diagnostisch und therapeutisch nutzen. In den 1960er Jahren entstand die Kunsttherapie, die heute kaum noch aus psychiatrischen Anstalten wegzudenken ist. Sie soll den Patienten in erster Linie helfen, sich auszudrücken. Mit Stift und Papier, beim Schnitzen oder Tuschen soll sichtbar werden, was sie mit Worten nicht vermitteln können. Einerseits kann das dem Therapeuten helfen, den Kranken besser zu verstehen. Andererseits hilft es dem Patienten, die eigene Krankheit zu bewältigen und Selbst- und Fremdwahrnehmung zu verbessern.“

[5] Schuchart, Sabine: Vincent van Gogh: Zwischen Kreativität und Krankheit. In: Dtsch Arztebl 2009; 106(16): A-781 / B-665 / C-649:

„Tiefen Seelenfrieden soll er empfunden haben, als er im Herbst 1889 im Garten der psychiatrischen Klinik Saint-Paul-de-Mausole im südfranzösischen Saint-Rémy die riesigen Pinien, grünen Zypressen und das wuchernde Unkraut malte. Das Landschaftsgemälde mit dem Titel ´Der Park der Klinik Saint-Paul´ befand sich die letzten 46 Jahre in Schweizer Privatbesitz und war in dieser Zeit bis auf wenige Ausnahmen den Blicken der Öffentlichkeit entzogen. Umso größer die Sensation, als es von der Londoner Galerie Dickinson auf der diesjährigen Kunstmesse ´Tefaf´ für 25 Millionen Euro angeboten wurde.“

[6] Gigerl, M.: Weshalb Robert Walser nicht geheilt wurde: „Lassen Sie ihn weiter hindämmern."
In: Robert Walser – Herisauer Jahre 1933-1956. Hrsg. vom Museum Herisau. Beiträge von Barbara Auer et al. Appenzeller Verlag, Herisau, 2013, S. 57-71

[7] Schewe, G.: Anmerkungen zum Thema „Genie – Irrsinn – Ruhm“, http://geb.uni-giessen.de/geb/volltexte/2013/9538/pdf/ GU_16_1983_2_ S77_88.pdf, abgerufen am: 16.11. 2015

[8] Häussermann, U.: Hölderlin. Rowohlt, Reinbek b. Hamburg, 1961

[9] Kretschmer, E.: Geniale Menschen. Springer, Berlin, 8. Aufl. 1958

[10] Lange-Eichbaum, W.: Genie, Irrsinn und Ruhm. Reinhardt, München, 5. Aufl. 1956

[11] Sasz, H. und Koehler. K.: Borderline-Syndrome: Grenzgebiet oder Niemandsland? Nervenarzt, 1983(54): 221-230

„WER IST AUS HOLZ: DER GEISTESGESTÖRTE PATIENT … ODER DER ARZT?“ – JANET FRAME, DIE VERHINDERTE LITERATUR-NOBELPREISTRÄGERIN – UND VIELE ANDERE OPFER DER PSYCHIATRIE

Janet Frame starb 2004 im Alter von fast 80 Jahren; viele Jahre war sie für den Literaturnobelpreis im Gespräch; zuvor hatte man ihr unsägliches Leid angetan [1, 2, 3, 4, 5].

Aufgrund einer – wie sollte es bei der Willkürlichkeit psychiatrischer Diagnosen auch anders sein! – zu Unrecht angenommenen Schizophrenie wurde sie sowohl einer Insulinschock-„Therapie“ unterzogen als auch, sieben Jahre lang, von 1947 bis 1954, mit einer Elektroschocktherapie, auch Elektrokrampftherapie (EKT) oder Elektrokon-vulsionstherapie genannt, „behandelt“. In dieser Zeit erhielt sie 200 Elektroschocks; die Angst vor jeder einzelnen dieser als Therapie verbrämten Foltermaßnahmen war, ihrer eigenen Aussage zufolge, über die Maßen groß und wurde von ihr so empfunden, als stünde sie vor ihrer Hinrichtung.

Nur aufgrund des glücklichen Umstands, dass ihr just zu dem Zeitpunkt, als bereits eine Lobotomie geplant war, der „Hubert Church Memorial Award“, einer der zu dieser Zeit angesehensten neuseeländischen Literaturpreise, verliehen wurde, entging sie (äußerst knapp) dieser Horror-Operation, die aus Menschen zwangsläufig geistige und seelische Krüppel macht.

Zur Insulinschocktherapie (bezeichnenderweise im Englischen als **I**nsulin **C**oma **T**herapy, ICT, und als **D**eep **I**nsulin **C**oma **T**herapy, DICT, bezeichnet) ist anzumerken, dass diese seit (etwa) 1933 in der Psychiatrie angewendet wurde (als sogenannte Kombinations-Schock-Therapie auch in Verbindung mit der Elektrokrampf-Therapie). Und zwar zur „Behandlung" von so unterschiedlichen „Krankheits"-Bildern wie Psychosen, Depressionen oder Drogensucht [6, 7, 8].

In Wikipedia ist zur Insulinschocktherapie wie folgt nachzulesen [9]: „Durch die Verabreichung von Insulin wurde eine Hypoglykämie (Unterzuckerung) künstlich herbeigeführt und der Patient über mehrere Minuten in einem Koma gehalten. Bei fehlenden … Wirkungen kam es bei wiederholter Anwendung zu irreversiblen geistigen Schädigungen – oder auch „nur" zum Verlust sämtlicher Erinnerungen … und im Vergleich zur Elektrokrampftherapie häufiger zum Tod des Patienten."

Die Elektrokrampftherapie (EKT) wurde 1937 von zwei italienischen Ärzten – Ärzten? – in die Psychiatrie eingeführt (deren unselige Namen, Ugo Cerletti und Lucio Bini, man sich merken möge, damit sie nicht dem Vergessen anheimfallen). Notabene: „Die ersten Versuche der beiden italienischen Ärzte erfolgten an einem von der Polizei zur Verfügung gestellten psychisch gesunden Menschen gegen dessen Willen" [10]. Der Indikationsbereich der EKT ist weit gefasst; so wurde sie beispielsweise auch zur „Behandlung" homosexueller „Störungen" eingesetzt [ibd.].

Jedenfalls besteht die Elektroschock-„Behandlung" darin, dass man durch (heute uni-lateral, früher beidseits) angebrachte Elektroden mehrere Sekunden lang (einen 600 mA starken) Strom durch den Kopf des bedauernswerten Opfers jagt, was zu Krampfanfällen führt. In der Regel erfolgen solche Applikationen (euphemistische Umschreibung für Torturen) mehrmals wöchentlich. Damit durch die ausgelösten Krämpfe nicht die Knochen des Opfers brechen und damit dieses sich nicht die Zunge abbeißt, erhält es vor dem Eingriff heutzutage eine Kurznarkose und ein Muskelrelaxans (muskelentspannendes Medikament) – wie elegant doch die Foltermethoden geworden sind.

Nichtsdestotrotz sind – heute wie früher – Verwirrtheitszustände, Gedächtnisstörungen und allgemeine Hirnschädigungen die Folge solcher Eingriffe – auch wenn Psychiater, Psychiatrie und Medizin-Establishment uns anderes weismachen wollen [11, 12].

Dies bezeuge ich aus eigener Anschauung. Wiewohl ich selbst mich derartigen Folterpraktiken verweigert habe, weshalb – s. entsprechendes Obiter Dictum zuvor – ich derart „gemobbt" wurde, dass ich freiwillig meinen Hut nehmen musste.

Der Wirkmechanismus der EKT ist bis dato unbekannt. Kaum verwunderlich. Insofern die bedauernswerten Patienten (also die im wahrsten Sinne des Wortes Leidenden) durch eine solche Folterbehandlung tatsächlich kurzfristig aus einer tief depressiv katatonen Erstarrung gerissen werden, scheint mir dies, sarkastisch formuliert, einer Behandlung vergleichbar, bei der man dem Patienten mit dem Hammer auf den Kopf schlägt, worauf dieser, sofern er die Attacke überlebt, kurzzeitig aus seiner Stockstarre erwacht, was man dann als therapeutischen Erfolg betrachtet.

In den Siebziger- und Achtziger-Jahren verschwand die EKT fast vollständig aus den Psychiatrischen Anstalten, wesentlich bedingt durch eine Antipsychiatriebewegung, die von so großartige Menschen und Wissenschaftlern wie Franco Basaglia,

Ronald D. Laing, Jan Foudraine oder Michel Foucault repräsentiert wurde.

Im Neuen Jahrtausend (der Unvernunft, möchte man hinzufügen) feiert die Elektrokrampftherapie indes fröhliche Urstände [12, 13, 14, 16].

„Noch in den fünfziger Jahren des zwanzigsten Jahrhunderts und darüber hinaus war die Psychiatrie durch den Einsatz von fragwürdigen Methoden wie der Elektrokrampftherapie und der Lobotomie … gekennzeichnet. Bis Ende der siebziger, Anfang der achtziger Jahre sank das Ansehen der Psychiatrie innerhalb der Medizin zusehends. Nur wenige junge Ärzte wollten Psychiater werden. Psychiatrie galt als ein antiquiertes bis pseudowissenschaftliches Fach, eine Karriere in diesem Bereich als wenig attraktiv …
In dem Bestreben, verlorenes Terrain zurückzuerobern bzw. vorhandenes zu sichern, fand die Psychiatrie einen Verbündeten in der pharmazeutischen Industrie. Während Erklärungsansätze, die die Ursache einer psychischen Störung eher in den Umwelteinflüssen sehen, den Einsatz von Psychopharmaka allenfalls in Ausnahmesituationen rechtfertigen, ist die Gabe von Psychopharmaka die logische Konsequenz aus der Position der biologischen Psychiatrie …
Die [angebliche] biologische Verursachung psychischer Störungen ist der Mörtel, der die Ehe von Psychiatrie und pharmazeutischer Industrie zusammenhält" [15].

Die sicherlich grausamste und unmenschlichste „Behandlungsmethode" psychischer „Erkrankungen" war (und ist immer noch – dazu später mehr) die Lobotomie (es versteht sich im Übrigen von selbst, dass es keinen Sinn macht, hier Teufel mit Beelzebub, eine „therapeutische" Foltermethode mit der nächsten zu vergleichen).

Der Eingriff machte ausnahmslos alle, die sich ihm unterzogen resp. unterziehen mussten (oft wurde die Einwilligung der Betroffenen nicht eingeholt bzw. durch das Einverständnis ihres jeweiligen Vormunds ersetzt), zu geistigen und seelischen Krüppeln; bei der Lobotomie werden bestimmte Nervenbahnen des Gehirns und Teile der grauen Hirnsubstanz durchtrennt. In Anerkennung seiner diesbezüglichen „wissenschaftlichen“ Leistung wurde einem der Pioniere der Lobotomie, António Egas Moniz, 1949 der Nobelpreis für Medizin verliehen!

Ein anderer Pionier dieser an Frankensteins Gruselkabinett erinnernden Methode, der berühmt-berüchtigte Walter Freeman, bekannte offen: „Die Psychochirurgie erlangt ihre Erfolge dadurch, dass sie die Phantasie zerschmettert, Gefühle abstumpft, abstraktes Denken vernichtet und ein roboterähnliches, kontrollierbares Individuum schafft“ [17].

Im Folgenden ein Zitat aus der Ärztezeitung [18], der die Grauen der Lobotomie erahnen lässt; ich zitiere so ausführlich, damit der werte Leser nicht in Versuchung kommt zu glauben, ich würde übertreiben:

„Frontale Lobotomie, eine Methode, die das Leben vieler Patienten zerstört hat ...

Als im Januar dieses Jahres Rosemary Kennedy, die jüngere Schwester des ehemaligen Präsidenten John F. Kennedy, in einem Pflegeheim in Wisconsin starb, wurde die US-amerikanische Öffentlichkeit auf eine medizinische Prozedur aufmerksam, die einst begeisterte Fürsprecher fand und das Leben der damals jungen Frau und vieler anderer Patienten zerstörte: die frontale Lobotomie.

Jetzt sorgt eine Buchveröffentlichung in den USA für Aufsehen, denn sie zeigt, wie ungehindert der verstümmelnde Eingriff an Tausenden durchgezogen werden konnte.

Verborgen vor den Augen der Öffentlichkeit ließ Joseph Kennedy, schwerreicher Finanzier, Politiker und Botschafter der USA in Großbritannien, im Herbst 1941 an seiner 23jährigen Tochter Rosemary eine präfrontale Lobotomie machen.

Der Eingriff, der unter manchen Neurochirurgen der Epoche als großartige Innovation in der Therapie von Patienten mit Depression, Schizophrenie und anderen seelischen Erkrankungen galt, ließ die junge Frau, die leichte Lernstörungen aufgewiesen hatte, mit dem Intellekt eines Kleinkindes zurück. Die ihr verbliebenen 64 Lebensjahre verbrachte sie in Pflegeheimen. Vielen anderen Lobotomie-Patienten erging es nicht besser.

Der Erfinder der Lobotomie bekam 1949 den Nobelpreis

Ein jetzt erschienenes Buch des Journalisten Jack El-Hai (´The Lobotomist: A Maverick Medical Genius and His Tragic Quest to Rid the World of Mental Illness´) zeigt auf, mit welchem PR-Geschick der wichtigste Propagator der Methode, der Neurologe Walter J. Freeman, über Jahrzehnte agieren konnte – und daß weder der Staat noch ärztliche Standesorganisationen seinem Treiben Einhalt geboten.

Als Erfinder der präfrontalen Lobotomie gilt der Portugiese Egas Moniz. Er vertrat die These, daß man mit der Durchtrennung von Nerven, die vom Stirnlappen zum Zentrum des Gehirns verlaufen, seelische Krankheiten heilen könne. Moniz wurde für diese ´Innovation´ 1949 der Nobelpreis verliehen – Nachfahren von lobotomierten Patienten setzen sich heute dafür ein, daß ihm dieser posthum wieder aberkannt wird. Nirgendwo fiel der Gedanke auf so fruchtbaren Boden wie in den

USA.

Walter J. Freeman, Neurologe an der George Washington University in der Hauptstadt, stellte 1937 auf der Tagung der ´American Medical Association´ seine Erfahrungen an den ersten 20 Patienten vor und sang das Hohelied der Befreiung der Operierten aus überbelegten, schlecht beleumundeten Nervenheilanstalten. Zwar standen Kollegen auf und beschimpften die Methode als barbarisch, das Skalpell entwand ihm jedoch niemand.

Er machte in den nächsten drei Jahrzehnten mehr als 3500 Lobotomien; um Patienten und für die Methode warb er mit dem Auftreten eines Showstars. Er entwickelte die transorbitale Lobotomie, die uns heute besonders bestialisch erscheint: Der Operateur ging mit einem an einen Eispickel erinnernden Instrument oberhalb des Bulbus in die Orbita ein, durchstach die Dura und vollführte dann mit dem Gerät im Lobus frontalis ruckartige, das Gewebe zerreißende Bewegungen.

Freeman und andere von der Lobotomie überzeugte Neurochirurgen verwiesen – ohne je eine kontrollierte Studie vorzustellen – auf die ´Erfolge´: Viele der vorher in den Anstalten äußerst unruhigen Patienten wurden postoperativ apathisch, geradezu pflegeleicht. Freemans Werbeslogan: ´Lobotomie bringt sie nach Hause´.

Die psychiatrischen Fachverbände widersprachen, wenn überhaupt, dann nur sehr leise – zu groß war die Zahl der Patienten, die nach Ende des viele Soldaten psychisch traumatisierenden Zweiten Weltkrieges in die Heilanstalten drängten.

1967 wurde Freeman die Lizenz zum Operieren entzogen
Freeman scheute auch dunkle Umstände für sein Treiben nicht: einmal, im Jahr 1950, soll er nach El-Hais Recherche eine tran-

sorbitale Lobotomie in einem Motelzimmer gemacht haben, während Polizisten den sich sträubenden Patienten festhielten. Erst nach dem Tod einer Patientin bei der dritten Operation 1967 wurde ihm die Lizenz zur operativen Tätigkeit entzogen. Freeman starb 1972, ohne etwas bereut zu haben.

Zu diesem Zeitpunkt lebte Rosemary Kennedy, das prominenteste Opfer des Lobotomie-Wahns, bereits seit mehr als 30 Jahren von der Öffentlichkeit abgeschirmt in einem Pflegeheim. Auch sie wurde, wie so viele Patienten, weder von ihrem Vater noch von den von diesem ausgesuchten Ärzten nach ihrem Einverständnis gefragt.

Die Lobotomie gilt heute als obsolet, für ihre (vermeintlichen) Indikationen werden Psychopharmaka oder stereotaktische Operationen wie die Thalatomie eingesetzt. [Bleibt die Frage, inwiefern und inwieweit nicht auch solch stereotaktische Operationen eine andere Form der Lobotomie sind resp., ob derart nicht der Teufel mit Beelzebub ausgetrieben wird]. In Deutschland war das Verfahren nie wirklich etabliert, sehr im Gegensatz zu den liberalen Demokratien des europäischen Nordens wie Schweden oder Norwegen, wo es noch bis in die fünfziger Jahre verschiedentlich zwangsweise an in dem sozialdemokratischen Wohlfahrtsstaat unerwünschten Randgruppen wie Homosexuellen oder – in Norwegen – Frauen angewandt wurde, die mit deutschen Besatzungssoldaten Affären, vielleicht gar Kinder, gehabt hatten."

Ich selbst hatte das zweifelhafte Vergnügen und die ungewollte „Ehre", in den Achtziger-Jahren, im Rahmen einer Praxisvertretung, einen der Verfechter der deutschen Psycho-Chirurgie kennenzulernen, der zuvor an der Universität zu Köln sein Unwesen getrieben und sich dann in die Abgeschiedenheit des Hunsrücks zurückgezogen hatte, dessen Namen (sein Namensvetter nahm an der Diskussionsrunden der Mittwochabendgesellschaft von Sigmund Freud teil und begründete eine eigenständige Lehre) ich indes nicht nennen möchte, weil der jüngere, noch lebende der beiden Vettern es offensichtlich gut verstanden hat, die Spuren seines unsäglichen Wirkens zu verwischen, so dass selbst im Internet kaum noch Hinweise darauf zu finden sind. **Jedenfalls war die Psychochirurgie auch in Deutschland sehr gegenwärtig und durchaus etabliert.**

Macht und Gewalt sind also Psychiatrie und Psychiatern immanent. Deshalb sollte man bedenken:

„Kein Mensch ergreift die Macht um dann auf sie zu verzichten. Macht ist kein Mittel, sondern ein Ziel. Man errichtet keine Diktatur, um eine Revolution zu schützen; man macht eine Revolution, um eine Diktatur zu errichten. Das Ziel von Verfolgung ist Verfolgung. Das Ziel von Folter ist Folter. Das Ziel von Macht ist Macht“ [19].

Müssen Psychiater (jedenfalls die, welche sich solcher zuvor benannter und ähnlicher Methoden bedienen) mithin nicht selbst zutiefst unglücklich und lebensfeindlich sein, müssen sie nicht andere Menschen geradezu verachten, damit sie ihnen, unter dem Deckmantel vermeintlicher therapeutischer Hilfe, Derartiges anzutun imstande sind?

Und wie seelisch krank muss eine Gesellschaft sein, die psychisch Kranke wie eben solche Psychiater zu Hütern einer (krude definierten) seelischen Gesundheit macht, d.h. zu Hütern dessen, was unter dem Primat bedingungsloser Unterordnung und absoluter Leistungsbereitschaft als gesund – will meinen als dem Wohl der jeweils herrschenden Schicht opportun – definiert wird?

Jedenfalls sehen die Vertreter der Anti-Psychiatrie in ihrem anti-positivistischen, d.h. nicht kritiklos bejahenden, vielmehr radikal hinterfragenden Ansatz selbst in der Geistes-Krankheit noch einen Wahn-Sinn, nämlich den Sinn des Wahns, durch eine besondere Art des Denkens (und Fühlens) die Lebensprobleme zu meistern, die durch „normale“, d.h. durch übliche Denk- und Gefühlsmuster nicht (mehr) zu bewältigen wären.

So betrachtet ist Wahn-Sinn nichts anderes als eine besondere, symptomatische, auf die Bewältigung einer außergewöhnlichen Lebenssituation gerichtete Ausdrucksform menschlichen Seins. Und Wahn-Sinn und Geistes-Krankheit sind so gesehen lediglich als Extremformen eines Kontinuums von Geist und Sinn, von Geist und Seele einzuordnen.

Deshalb lassen sich Wahn-Sinn und Geistes-Krankheit nur philosophisch-metaphysisch deuten und verstehen; nicht von ungefähr laufen die Ansätze der (schulmedizinischen) Psychiatrie, die geistiges Kranksein als ein rein hirn-organisches und neuro-biologisches Phänomen betrachtet, ins Leere.

---

[1] Wikse, M.: Materialisations of a woman writer. Lang, Oxford, 2006

[2] An Angel at My Table. Deutscher Titel: Ein Engel an meiner Tafel. Film (Neuseeland, Australien, Großbritannien), 1990

[3] Doering, S.: Janet Frame: „Wenn Eulen schrein“. Gesicht aus Maschendraht. In: Frankfurter Allgemeine Feuilleton vom 08. Mai 2012:

„Sie träumen von Märchenprinzen und Aschenputtels goldenem Schuh, doch ihre Schätze finden sie auf der stinkenden Müllhalde … In der Schule aber bringt man den Kindern die alten europäischen

Werte bei … so, als erfordere das Leben dort [in Neuseeland], in der Mitte zwischen Äquator und Südpol, dieselben Kenntnisse wie im traditionsreichen Europa … Zusammen mit ihren Geschwistern zitiert sie … die … Verse aus Shakespeares ´Sturm´, denen der Roman seinen Titel verdankt:
´Wie die Bien', saug ich mich ein,
Bette mich in Maiglöcklein,
Lausche da, wenn Eulen schrein."

Es ist ein düsteres Familiengemälde, das Janet Frame in ihrem ersten Roman entwarf, der 1957 entstand … Die Autorin, die 1924 im neuseeländischen Dunedin geboren wurde und dort 2004 starb, hat in die Geschichte der vier Withers-Kinder viel von ihren eigenen Erfahrungen einfließen lassen. Auch Janet Frame wuchs in einer armen Eisenbahnerfamilie auf, ihr Bruder litt an schweren epileptischen Anfällen, ihre beiden Schwestern ertranken bei einem Badeausflug. Davon erzählt Janet Frame in ihrer grandiosen dreiteiligen Autobiographie ´Ein Engel an meiner Tafel´."

[4] Janet Frame: Autorin im freien Fall. http://www.dw.com/de/janet-frame-autorin-im-freien-fall/a-16262758, abgerufen am 17.11. 2015: „Tod, Krankheit und Wahnsinn – Janet Frame erlebte die Hölle und schrieb darüber. Ihre autobiografischen Romane wurden zu Bestsellern und machten sie zur erfolgreichsten Gegenwartsautorin Neuseelands."

[5] Frame, Janet: Ein Engel an meiner Tafel: eine Autobiographie. Beck, München, 2012

[6] DocCheckFlexikon: Insulinschocktherapie, http://flexikon.doccheck.com/de/Insulinschocktherapie (abgerufen am 17.11.2015)

[7] Rochelexikon A-Z: Insulinschocktherapie, https://www.gesundheit.de/lexika/medizin-lexikon/insulinschocktherapie (Abruf: 17.11. 2015): Insulin coma therapy, früher v.a. bei der jugendl. Schizophrenie angewendete Schockbehandlung (künstlich herbeigeführter Insulinschock). Wegen ihrer Gefährlichkeit zugunsten der Psychophar-

maka aufgegeben.

[8] Baghai, T. C., Frey, R. und Kasper, S.: Elektrokonvulsionstherapie. Klinische und Wissenschaftliche Aspekte. Springer, Wien 2004, 12

[9] Wikipedia, https://de.wikipedia.org/wiki/Insulinschocktherapie, abgerufen März 2014

[10] DocCheckFlexikon: Elektrokrampftherapie, http://flexikon.doccheck.com/de/Elektrokrampftherapie (Abruf am 17.11.2015)

[11] Deutsches Ärzteblatt **2003**; 100(8): A-504 / B-432 / C-408: **Bekanntmachungen**: Stellungnahme zur Elektrokrampftherapie (EKT) als psychiatrische Behandlungsmaßnahme: „Aufgrund zahlreicher Anfragen und Kommentare zur Stellung der Elektrokrampftherapie bei Patienten mit psychiatrischen Erkrankungen hat sich **der Wissenschaftliche Beirat der Bundesärztekammer** ausführlich und kritisch mit diesem Verfahren auseinander gesetzt. Das Ergebnis ist in der folgenden Darstellung niedergelegt. Daraus wird deutlich, **dass die Elektrokrampftherapie wissenschaftlich begründet ist**, für bestimmte psychiatrische Erkrankungen die bestmögliche Behandlung darstellt und im Verhältnis zum angestrebten Therapieerfolg mit einem geringen Risiko verbunden ist … **Die immer wieder gezielt in die Öffentlichkeit getragene Darstellung der Elektrokrampftherapie als veraltete, überholte oder gar inhumane und grausame Behandlungsmethode ist falsch und beruht weitgehend auf einer mangelhaften Information. [Fettdrucke zuvor vom Autor veranlasst – dem, der solches behauptet, sollte die ärztliche Approbation entzogen werden!]** Ein Verzicht auf die EKT würde eine ethisch nicht vertretbare Einschränkung des Rechtes von häufig suizidal gefährdeten, schwerstkranken Patienten auf bestmögliche Behandlung bedeuten, zumal die EKT von den Patienten retrospektiv gut bis sehr gut beurteilt wird.“

[12] Deisenhofer, A. [Münchner Psychiatrie-Erfahrene (MüPE) e.V.], http://www.muepe.org/home/ueber-uns/textbeitraege/10-text-

beitraege-von-mitgliedern/veroeffentlichungen/20-elektorshock.html (Abruf: 17.11.2015):

„Die Elektrokrampftherapie (EKT) wird offiziell nur noch bei schweren Depressionen eingesetzt, die auf Medikamente nicht ansprechen … Bis etwa 1970 war EKT die unspezifische Standardbehandlung für alle sogenannten ´Geisteskrankheiten´ oder das, was man darunter verstand oder dafür hielt. Ich gehe davon aus, dass es auch heute daneben noch eine hohe Dunkelziffer von EKT-Anwendung bei anderen Diagnosen gibt, da die Behandlung sehr einfach und diskret durchzuführen ist und im Gegensatz zur Medikamentenbehandlung außer dem Arzthonorar und dem einmaligen Anschaffungspreis für das Gerät nur minimale Stromkosten verursacht. So wird in den USA niedergelassenen Psychiatern zur Verbesserung ihrer wirtschaftlichen Situation auch geraten, sich ein EKT-Gerät anzuschaffen und einen einwöchigen Trainingskurs zu machen …
Die Versuchung, EKT zur Lösung aller möglichen Probleme anzuwenden, scheint für Psychiater sehr groß zu sein. Zum Schaden vieler Patienten, die oft glauben, dass der Stromstoß ins Gehirn keine Schäden verursache, bis sie durch schmerzliche Erfahrung eines besseren belehrt sind.
Ich selbst wurde jahrzehntelang im Unklaren darüber gelassen, ob und wie viele Elektroschocks ich während meines Zwangsaufenthaltes in Haar bekommen hatte und wegen welcher Diagnose … Erst 1990 habe ich durch ein Gerichtsgutachten … eher beiläufig zur Kenntnis nehmen können, dass ich zusätzlich zu den 19 Insulinschocks auch diskret 12 Elektroschocks erhalten hatte, was meine schweren Ausfallserscheinungen … nachträglich erklärte. In meinen Haarer Krankenpapieren … [war] gar keine EKT dokumentiert … Ich … bin sicher, dass ich bei meinem Erstaufenthalt in der Klinik 1953 in Haar als 18jähriger durch unnötig und willkürlich gegebene Schocktherapie so geprägt und geschädigt wurde, dass sich von da an mein ganzes Leben … veränderte. Meine nachfolgende Psychiatriekarriere wäre ohne diese Schockbehandlung nicht eingetreten …
Ich gehe auch davon aus, dass viele stationäre Langzeitpatienten, die heute versorgt werden müssen, noch Opfer der damals extensiv geübten Schocktherapie sind, ohne es zu wissen. Meine eklatanten

sprachlichen Defizite (Aphasie) nach EKT haben sich im Laufe der Jahrzehnte … zurückgebildet, die visuellen Defizite sind aber heute noch offenkundig, obwohl nicht mehr ganz so schwerwiegend wie unmittelbar nach der Behandlung.
Ich kenne verschiedene Psychiatrieerfahrene, die auch glaubhaft behaupten, EKT erhalten zu haben, die es aber nicht belegen können, weil man es ihnen verheimlicht hat. Es ist sehr schwierig, dann eine Gehirnschädigung durch EKT zu behaupten, wenn EKT nicht dokumentiert ist. Unter vielen Leidensgenossen bin ich fast ein Ausnahmefall, dass ich heute nach 40 Jahren definitiv weiß, was damals an mir und vielen anderen verübt wurde. Eine mir bekannte Psychiatrieerfahrene hat in den 80er Jahren nach einem Klinikaufenthalt in der Uniklinik Bonn durch ihren Hausarzt nachträglich erfahren, dass die ´Heilschlafbehandlungen´ eigentlich Elektrokrampfbehandlungen mit vorheriger Betäubung waren.
Ich lege einige Seiten aus Lehrbüchern vor, in denen das ´amnestische Syndrom´ als nicht schockverursacht, sondern konstitutionsbedingt hingestellt wird. Das ist typisch für die Denkweise der Schockärzte, dass sie die Folgen einer iatrogenen Hirnschädigung entweder nicht zur Kenntnis nehmen oder einfach auf die morbide Konstitution des Klienten abwälzen. Als ich Patient in Haar war, wurden noch häufig (eben auch an mir) Elektrokrämpfe in der Bewusstlosigkeit eines vorher erzeugten Insulinkomas verabreicht. Man nannte das ´Kombinationsschock´ und sprach dem doppelten Schock doppelte ´Heilkraft´ zu, nach dem Motto ´je mehr desto besser´ …
Schon in alten Lehrbüchern wird am Rande eingeräumt, dass Leute bei geistiger Tätigkeit nach EKT Schwierigkeiten haben. Die englische Lyrikerin Sylvia Plath hatte in einem lesenswerten Buch (the jar bell) darüber geschrieben. Sie hat sich bald darauf suizidiert, so wie auch Ernest Hemingway, der sich besonders negativ und verzweifelt über die Folgen seiner EKT ausgesprochen hat. Die begabte Schweizer Schriftstellerin Annemarie Schwarzenbach bekam, weil sie lesbisch und zudem drogensüchtig war, in den 40er Jahren in den USA Krampftherapie, war dann eine gebrochene Persönlichkeit und starb bald darauf bei einem Fahrradunfall in der Schweiz, der auch suizidalen Charakter hatte. Man kann sagen, dass EKT zunächst gelegentlich eine Euphorie schaffen kann, wenn man durch den Angriff auf

das Gehirn seine Probleme vergisst. Nachher kommen die Probleme meist mit doppelter Macht zurück, weil man auch noch, je nach Anzahl der Schocks, eine mehr oder weniger starke Gehirnschädigung zu verkraften hat.“

[13] taz.de vom 17.03.2006, http://www.taz.de/1/archiv/?dig=2006/03/ 17/ a0199, abgerufen März 2014:
Stromstöße gegen Depressionen. Lange Zeit war die Elektroschocktherapie verpönt. Wenn Psychotherapie und Medikamente nicht mehr weiterhelfen, greifen Psychiater seit einigen Jahren trotzdem wieder zunehmend zu den Elektroschockgeräten:

„... Kontaktcreme wird auf die rechte Schläfe und den Scheitel des Patienten aufgebracht. Der Arzt hält die ´Paddle´ fest. Durch einen Knopfdruck werden Stromstöße verabreicht. Acht Sekunden lang. Die Muskulatur der rechten Wange zuckt. Ansonsten reagiert der Patient nicht. Er ist in Vollnarkose. Zusätzlich wurde ihm ein Muskelrelaxans injiziert. So findet der nun folgende epileptische Anfall nur im Gehirn statt – und im rechten Fuß. Das Bein wurde abgebunden, [damit das Muskelrelaxans dort nicht wirken kann und] damit die Muskelkrämpfe sichtbar und messbar sind. Der Fuß bewegt sich ruckartig ...
Auch Wolf Müller ist Psychiater. Er ist Leiter der beiden Tageskliniken im Kreis Herford. ´Elektrokrampftherapie, ja, das kommt wieder ´, sagt er. Besonders die jüngeren Kollegen an den Unis seien davon angetan. Er selbst habe als Assistenzarzt mit dieser Praxis gebrochen. Als er Anfang der 70er-Jahre im Landeskrankenhaus Gütersloh anfing, da gab es noch Säle mit 30 Patienten. ´Morgens und abends ging der Oberarzt mit einem Wägelchen von Bett zu Bett, und jeder bekam seinen Elektroschock.´"

[14] Ingenkamp, K.: Depression und Gesellschaft. Zur Erfindung einer Volkskrankheit. transcipt Verlag, Bielefeld, 2012

[15] Zur Kritik an der „biologischen Psychiatrie”, https://verhalten.wordpress.com/2014/06/26/zur-kritik-an-der-biologischen-psychiatrie/, abgerufen am 17.11.2015

[16] Paul, G. I. und Lentz, R. J.: Psychosocial treatment of chronic mental patients: Milieu vs. social-learning programs. Harvard University Press, Cambridge, MA, 1977

[17] Breggin, P.R.: Elektroschock ist keine Therapie. Urban und Schwarzenberg, 1989, 175

[18] Gerste, R. D.: Frontale Lobotomie, eine Methode, die das Leben vieler Patienten zerstört hat. Neues Buch in den USA: "The Lobotomist". Prominentestes Opfer: Rosemary Kennedy. In: Ärzte Zeitung vom 01.08.2005

[19] Orwell, G.: Nineteen-Eighty-Four. Harcourt Brace, New York, 1949, S. 266 – eigene Übersetzung)

PSYCHIATRIE UND ANTI-PSYCHIATRIE

Die Anti-Psychiatrie ist eine gesellschaftlich-politische Strömung, die sich seit den fünfziger Jahren des vergangenen Jahrhunderts vornehmlich in den anglo-amerikanischen Ländern, aber beispielsweise auch in Italien und Deutschland entwickelte und in den siebziger und frühen achtziger Jahren ihren (vorläufigen) Höhepunkt fand; der Begriff „Anti-Psychiatrie" wurde (1967) von dem (südafrikanischen) Psychiater David Cooper geprägt [1 – 6].

Die anti-psychiatrische Bewegung stellt nicht nur die psychiatrischen Anstalten als Institutionen sowie das – hierarchische, durch Gewalt, Macht und Ohnmacht charakterisierte – Psychiater-Patient-Verhältnis, sondern auch und mehr noch die ganze Disziplin „Psychiatrie" in Frage. Grundlegend. In diesem Zusammenhang werden sowohl offensichtliche Missstände angeprangert als auch grundsätzliche Erklärungsmuster (bzgl. Ätiologie und Pathogenese psychiatrischer Erkrankungen) hinterfragt, angezweifelt und weitgehend neu definiert [7, 8, 9].

„Die Antipsychiatrie entwickelte sich seit den 60er Jahren von einer eher akademisch orientierten Disziplin zu einer neuen, im Wesentlichen von Psychiatriebetroffenen getragenen Bewegung. In deren Mittelpunkt steht die Forderung nach nutzergetragenen bzw. nutzerkontrollierten Alternativen zur Psychiatrie und nach Verzicht auf toxische Substanzen. Die Sozialpsychiatrie [hingegen] machte sich die Psychiatriekritik lediglich zunutze, um unter Ausblendung der Behandlungsschäden ein umfassendes, Rechtsverstöße und Langzeitschäden begünstigendes System der Gemeindepsychiatrie aufzubauen …

Die Antipsychiatrie der 60er Jahre des letzten Jahrhunderts wird im Wesentlichen Psychiatern wie zum Beispiel Ronald D. Laing und David Cooper zugeschrieben. Diese machten deutlich, dass es für psychiatrische Diagnosen keine objektiven klinischen Kriterien gibt und sogenannte Schizophrenien lediglich Versuche sind, unter unerträglichen Familienbedingungen und kapitalistischen Ausbeutungsverhältnissen psychisch zu überleben. Wenn auch dem patriarchalischen Denken verhaftet, schufen sie doch die Grundlagen der neueren Entwicklung der Psychiatriekritik. Der konservative US-amerikanische Psychiater Thomas Szasz leitete die historische Entwicklung der Psychiatrie aus der Hexenverfolgung ab und legte die moderne psychiatrische Praxis als Verbrechen gegen die Menschlichkeit bloß sowie die psychiatrische Lehre als größten wissenschaftlichen Betrug dieses Jahrhunderts …

Den Schwung der Psychiatriekritik nutzten sozialpsychiatrische ReformerInnen (′Auflösung der Großkliniken′), die von der sogenannten demokratischen Psychiatrie des Italieners Franco Basaglia inspiriert wurden, um das System der Psychiatrie zu verdoppeln: Die Anstalten wurden verkleinert und baulich renoviert, psychiatrische Abteilungen an Krankenhäusern sowie ein umfassendes System der Gemeindepsychiatrie mit unterschiedlichsten Einrichtungen neu geschaffen. Den Betroffenen gelingt kaum noch der Ausstieg aus diesem Komplettsystem, das auf der Verabreichung von psychiatrischen ′Medikamenten′ mit mehrwöchiger Halbwertzeit basiert, den Depotneuroleptika …

Aufgrund der neuroleptika- und antidepressivabedingten Langzeitschäden kommt auch der im italienischen Faschismus von

Schweineschlachthäusern abgeguckte Elektroschock wieder verstärkt in Gebrauch …

Mit einer Vielzahl von gut bezahlten Arbeitsplätzen und Teilhabe an der Machtausübung korrumpiert das psychiatrische System die MitarbeiterInnen. Obwohl die Langzeitschäden von Elektroschocks oder Neuroleptika himmelschreiend sind, bleiben die psychiatrisch Tätigen in aller Regel stumm, die politisch Verantwortlichen in den Parteien und den Gesundheitsbürokratien tatenlos und die Betroffenen verloren …

Ein Vierteljahrhundert, nachdem dissidente Psychiater ihre Wissenschaft als Antipsychiatrie neu erfanden, artikuliert sich seit den frühen achtziger Jahren zunehmend eine radikale Kritik, die als neue oder auch humanistische Antipsychiatrie bezeichnet werden kann. Sie wird nicht von Professionellen getragen, die für und über ´psychisch Kranke´ reden wollen, sondern von Psychiatriebetroffenen, die sich auf allgemeine Menschenrechtserklärungen berufen und die wissen, dass es Geisteskrankheiten (im Gegensatz zu Hirnkrankheiten) als medizinische Komplexe mit kategorisierbaren Ursachen, Verläufen und Prognosen nicht gibt [e. U.] …

Antipsychiatrische Psychiatriebetroffene setzen sich zudem ein für deren rechtliche Gleichstellung mit gesunden sowie kranken Normalen (das heißt, straffreie Behandlung nur nach informierter Zustimmung auf Grundlage des allgemeingültigen und von der Haltung zur Psychiatrie unabhängigen Menschenrechts auf körperliche Unversehrtheit), für ihre Organisierung und die Zusammenarbeit mit anderen Menschenrechts- oder Selbsthilfegruppen, für die Unterstützung beim Entzug von psychiatrischen Psychopharmaka, für die Ächtung von Elektroschocks sowie den Schutz vor ambulanter Zwangsbehandlung, die durch den Ausbau der Gemeindepsychiatrie begünstigt wird“

[10].

Im Rahmen der Antipsychiatrie-Bewegung wurden (nach Vorbild der Frauenhäuser) beispielsweise sog. Weglaufhäuser gegründet, wo Menschen Zuflucht vor einer (schulmedizinisch psychiatrischen) Zwangsbehandlung finden [11]; Vorläufer hierzu waren u.a. die von Ronald Laing und David Cooper ins Leben gerufenen legendäre Kingsley-Hall-Wohngemeinschaft in London – „Das also war Kingsley Hall: ein dreistöckiges Backsteinhaus im Londoner East-End, um die Jahrhundertwende von zwei philanthropisch gesinnten Schwestern als Zentrum ihrer sozialreformerischen Aktivitäten errichtet; 1931 der Ort, an dem Mahatma Gandhi mit seiner nahrungsspendenden Ziege hauste und zu früher Morgenstunde britische Politiker und Diplomaten zu Verhandlungen über das Schicksal seines Landes empfing; berühmt geworden in den sechziger Jahren als Stätte eines außergewöhnlichen psychiatrischen Experimentes" [12] – oder auch das SPK (Sozialistisches Patientenkollektiv), 1970 in Heidelberg von Psychiatrie-Patienten und Assistenzärzten der Psychiatrie als Therapiegemeinschaft im Sinne der Antipsychiatrie gegründet [13].

In diesem Zusammenhang zu erwähnen ist auch die „Irren-Offensive", die, ähnlich dem SPK, als Initiative Psychiatrie-Betroffener und -Erfahrener 1980 in (West-)Berlin gegründet wurde; sie war wesentlich an der konzeptionellen Entwicklung der (psychiatrischen) Vorsorgevollmacht sowie des Berliner Weglaufhauses beteiligt. (Letzteres nach Tina Stöckle Villa „Stöckle" benannt; Tina Stöckle, Lehrerin und Sozialpädagogin, wurde selbst zwangspsychiatrisiert; sie war wesentlich an der Weiterentwicklung von einer akademisch-patriarchalischen Antipsychiatrie zu einer Anti-Psychiatrie Psychiatrie-Betroffener und -Überlebender beteiligt [14].)

Nicht unerwähnt bleiben soll schließlich das Soteria-Konzept (σωτηρία: Heil, Wohl, Rettung). Es steht für eine alternativ stationäre Behandlung (im schulmedizinischen Sinne) psychiatrisch Kranker; das Konzept wurde ebenfalls im Rahmen der Anti-Psychiatrie-Bewegung entwickelt. Zwar werden die Patienten hier Bewohner genannt, die Hierarchien zwischen (ärztlichem und nicht-ärztlichem) Personal einerseits und Insassen andrerseits sind flacher, der Einsatz von Medikamenten, namentlich von Neuroleptika wird restriktiver gehandhabt als in herkömmlichen psychiatrischen Anstalten; nichtsdestotrotz werden auch in Soteria-Einrichtungen (in Deutschland beispielsweise in München oder in Berlin, hier der Charité angegliedert) Zwangsmaßnahmen angewendet, teilweise sind die Soteria-Abteilungen auch in psychiatrische Akut-Stationen eingebunden [15, 16, 17, 18].

Letztlich erinnert mich das Soteria-Konzept an Brechts Lied von der Tünche:

„Das Lied von der Tünche

Ist wo etwas faul und rieselt‘s im Gemäuer,
Dann ist‘s nötig, daß man etwas tut.
Und die Fäulnis wächst ganz ungeheuer.
Wenn das einer sieht, das ist nicht gut.
Da ist Tünche nötig, frische Tünche nötig!
Wenn der Saustall einfällt, ist‘s zu spät!
Gebt uns Tünche, dann sind wir erbötig,
Alles so zu machen, daß es noch mal geht.
Da ist schon wieder ein neuer
Häßlicher Fleck am Gemäuer!
Das ist nicht gut. Gar nicht gut.
Da sind neue Risse!
Lauter Hindernisse!

Da ist's nötig, daß man noch mehr tut!
Wenn's doch endlich aufwärtsginge!
Diese fürchterlichen Sprünge
Sind nicht gut! Gar nicht gut.
Drum ist Tünche nötig! Viele Tünche nötig!
Wenn der Saustall einfällt, ist's zu spät!
Gebt uns Tünche und wir sind erbötig
Alles so zu machen, daß es noch mal geht.
Hier ist Tünche! Macht doch kein Geschrei!
Hier steht Tünche Tag und Nacht bereit.
Hier ist Tünche, da wird alles neu
Und dann habt ihr eure neue Zeit!"

(Bertolt Brecht: Die Spitzköpfe und die Rundköpfe. Stücke 4. Aufbau-Verlag, Berlin und Weimar, 1988, 172 f.)

---

[1] Cooper, D.: Psychiatry and Anti-Psychiatry. Tavistock, London, 1967

[2] Cooper, D.: Psychiatrie und Anti-Psychiatrie. Suhrkamp, Frankfurt am Main, 1971 (deutsche Ausgabe von [1])

[3] Crossley, N.: R. D. Laing and the british anti-psychiatry movement: A socio-historical analysis. Social Science & Medicine, 1998, 47, 7: 877–889

[4] Deleuze, G. et al.: Antipsychiatrie und Wunschökonomie. Merve, Berlin, 1976

[5] Goffman, E.: Asyle. Über die soziale Situation psychiatrischer Patienten und anderer Insassen. Suhrkamp, Frankfurt am Main, 1993

[6] Schott, H. und Tölle, R.: Geschichte der Psychiatrie. Krankheits-

lehren – Irrwege – Behandlungsformen. München, 2006

[7] Foucault, M.: Wahnsinn und Gesellschaft. Eine Geschichte des Wahns im Zeitalter der Vernunft. Suhrkamp, Frankfurt am Main, 1993

[8] Rosenhan, D. L.: Gesund in kranker Umgebung. In: Watzlawick, P. (Hrsg.): Die erfundene Wirklichkeit. Wie wissen wir, was wir zu wissen glauben? Beiträge zum Konstruktivismus. Piper, München, 1985, 111–137

[9] Rechlin, T. und Vliegen, J.: Die Psychiatrie in der Kritik. Springer, Berlin/ Heidelberg/New York, 1995

[10] Lehmann, P.: Alte, veraltete und humanistische Antipsychiatrie, http://www.antipsychiatrieverlag.de/artikel/recht/antipsychiatrie.htm (Abruf am 18.11.2015). Überarbeitung (Stand Juni 2011) von:
Roth, K. (Hrsg.): Antipsychiatrie – Sinnerzeugung durch Entfesselung der Vielstimmigkeit. Zeitschrift für systemische Therapie, 2001, 19. Jg., Nr. 4, 264-270

[11] In der Festschrift zum 10-jährigen Bestehens des Weglaufhauses „Villa Stöckle“ in Berlin wird (2006) wie folgt ausgeführt (https://web.archive.org/web/20090205143605/http://weglaufhaus.de/weglaufhaus/Festschrift.pdf, abgerufen am 18.11.2015):

„Statt die Geschichte einzelner aktiver Menschen darzustellen, denn die Geschichte des Projektes lässt sich auch als deren Geschichte erzählen, ist es uns hier wichtiger, die Geschichte des Weglaufhauses einzubetten in zeitgeschichtliche Entwicklungen …

Ursprünge der Anti-Psychiatrie-Bewegung reichen ins 19. Jh. zurück, diesseits und jenseits des Atlantiks. Ende der sechziger Jahre: Betroffene organisieren sich, zeitgleich mit den Studentenbewegungen, in USA und Europa. Theoretische Überlegungen von psychiatrischer und philosophischer Seite (Foucault, Deleuze) sowie praktische Umsetzungen seit den fünfziger Jahren: Kingsley Hall in England

(R.D. Laing, D. Cooper, 1965 - 1970), Soteria in Kalifornien (L. Mosher, 1973 – 1985), Psychiatrie-Reform in Italien (F. Basaglia). Gründung von Betroffenenorganisationen national und international (z.B. BPE, ENUSP, WNUSP). In den siebziger Jahren entstanden in den Niederlanden sogenannte „Wegloophuiser“, angeregt durch die Gekken-Bewegung. Diese dienten initial zum Vorbild des in Berlin umgesetzten Weglaufhauses ′Villa Stöckle′.

Anfang der achtziger Jahre erlebten die sozialen Bewegungen, die ihren Ursprung in der 68-Bewegung hatten, in der BRD einen neuen Aufschwung. In West-Berlin war unter anderem die Hausbesetzerszene sehr aktiv. Hier fanden auch Psychiatrie-Betroffene, die anfingen, sich zu organisieren, Anknüpfungspunkte.“

[12] Die Zeit vom 16. November 1973: Der Geist von Kingsley Hall

[13] Fachschaft MathPhys der Uni Heidelberg: „Aus der Krankheit eine Waffe machen!“ Wo aus Psychiatrie-Patienten Revolutionäre werden sollten – das Sozialistische Patientenkollektiv SPK (1970/71), https://mathphys.fsk.uni-heidelberg.de/w/hintergruende/geschichte-der-fachschaft/aus-der-krankheit-eine-waffe-machen/ (Abruf November 2015):

„Jean-Paul Sartre war ′außerordentlich beeindruckt′. Der deutsche Staatsschutz war anderer Meinung: Für ihn war das im Februar 1970 gegründete ′Sozialistische Patientenkollektiv′ (′SPK′) keine Selbstorganisation von Psychiatrie-Patienten, sondern eine kriminelle Vereinigung. Fest steht: In den gerade mal 17 Monaten seiner umkämpften Existenz radikalisierte sich das antipsychiatrisch-revolutionäre Kollektiv bis hin zur Bewaffnung, und nach seinem Ende schlossen sich über ein Dutzend seiner Mitglieder dem bewaffneten Kampf der ′Rote-Armee-Fraktion′ (′RAF′) an, der in den folgenden Jahren die Republik erschüttern sollte. Doch mit diesen Feststellungen ist die Geschichte des SPK kaum zur Hälfte erzählt …

Wofür das Kollektiv in den nächsten Monaten mit Flugblättern, Teach-ins, einer Petition an den Landtag und allerhand anderen Aktionen streitet, ist ein therapeutisches Experiment, das eine ganze Reihe von Impulsen – Hegelsche Dialektik, Marxismus, freudsche Psychoanalyse, Wilhelm Reich, Antipsychiatrie, die anti-institutionelle Studentenbewegung – aufnimmt und sogar nach den Maßstäben der damaligen Zeit, die an Umbrüchen wahrlich reich ist, gewagt daherkommt: ´Genossen!´, heißt es da griffig im SPK-´Patienten-Info Nr. 1´ vom Juni 1970. ´Es darf keine therapeutische Tat geben, die nicht zuvor klar und eindeutig als revolutionäre Tat ausgewiesen worden ist.´ Tatsächlich ist Hubers Therapiemodell immens politisch – aber das ist ja auch sein Grund-Credo: ´Krankheit´, so erklärt das SPK, ´ist kein Vorgang im einzelnen Menschen, krank ist unsere Gesellschaft´; was ‚Krankheit' genannt werde, sei eigentlich der ´individuelle bewußtlose Ausdruck der gesellschaftlichen Widersprüche´ im Kapitalismus. Dieser produziere Krankheit, um Kapital zu schaffen – ein Vernichtungssystem, in dem auch die Medizin, insbesondere die Psychiatrie, ihre Funktion habe: ´Sie stellt den Kranken für den Arbeitsprozeß wieder her, so daß er wieder Mehrwert produzieren kann. (Der Arbeiter) kommt schon als Zerstörter in die Klinik und wird dort vollends verstümmelt´ …

´Nichts, was meinen Widerwillen begründet, hat etwas zu tun mit ärztemoral, ärztegeschichten, ärztlichen Kunstfehlern oder mit ihrer Bereicherungssucht. Nichts mit Charakterstärke oder überlegenheit in eigener Sache, die ich mir selbst oder sonst wem noch zu beweisen hätte, sondern: Entweder ist die ärzteklasse die herrschende, die alles durchherrschende, die folglich weg muß, weil es schlecht läuft in der Welt, oder ich habe mich geirrt. Dann habe ich wenigstens für viele den Platz geräumt. Und es herrscht ja ärzteschwemme.´
Wolfgang Huber, November 1992."

Ich habe Huber, den ärztlichen Gründer des SPKs, in den Siebzigern persönlich kennengelernt; ich war beeindruckt von seiner klaren, stringenten, kompromisslosen und doch so einnehmend menschlichen Art.

[14] Tina Stöckle: Die Irren-Offensive. Erfahrungen einer Selbsthilfe-Organisation von Psychiatrieüberlebenden. Extrabuchverlag,

Frankfurt am Main, 1983

[15] Aderhold, V., Stastny, P. und Lehmann, P.: Soteria – Eine alternative psychosoziale Reformbewegung. In: Lehmann, P. und Stastny, P. (Hrsg.): Statt Psychiatrie 2. Lehmann – Antipsychiatrie-Verlag, Berlin, 2007, 150–165

[16] Ciompi, L. et al.: Das Pilotprojekt „Soteria Bern" zur Behandlung akut Schizophrener. Konzeptuelle Grundlagen, praktische Realisierung, klinische Erfahrungen. In: Der Nervenarzt. 1991, Bd. 62, Nr. 7, 428–435

[17] Hoffmann, H.: Zum Mythos der „Laienmitarbeiter" in der Soteria. In: Die Kerbe. Die Fachzeitschrift der Sozialpsychiatrie. 2009, Bd. 27, Nr. 1, 21–23

[18] SWR, aus der Sendung vom Do, 26.8.2010, 22.00 Uhr (SWR Fernsehen), http://www.swr.de/odysso/-/id=1046894/nid=1046894/did=4919838/9g5xrc/ index.html (Abruf am 19.11.2015):

„Soteria – Alternative Psychiatrie. Forschungsergebnisse aus jüngerer Zeit zeigen deutlich, dass Pillen … psychisch erkrankten Menschen nicht helfen. Trotzdem gelten psychotherapeutische Ansätze in der Psychiatrie noch immer als Mittel zweiter Wahl. Ihre Wirkung wird oft unterschätzt und belächelt, oder allenfalls als ´ergänzende Maßnahme´ zur Behandlung mit Psychopharmaka begriffen. Dass es auch anders geht, zeigt das alternative Psychiatriekonzept ´Soteria´ …
Die Soteria Zwiefalten ist eine von zwei psychiatrischen Stationen mit dem deutschlandweit einzigartigen Therapiekonzept. In einer alten Villa mit Garten leben Patienten und Betreuer in einer Art Wohngemeinschaft zusammen …

Anders als in der traditionellen Psychiatrie werden Patienten dort intensiv therapeutisch begleitet. Offene Gespräche und eine freundliche Umgebung statt Klinikatmosphäre. Denn genau die trägt sonst oft dazu bei, dass sich die Symptome … eher verschlimmern können

… Der Ursprung dieses Konzepts stammt aus der Antipsychiatriebewegung in den USA in den 60er, 70er Jahren des letzten Jahrhunderts, wo zunehmend Unzufriedenheit entstand mit einer ausschließlichen Behandlung durch Psychopharmaka."

PSYCHIATRIE UND ANTI-PSYCHIATRIE – RONALD D. LAING

Ronald D. Laing ist einer der prominenten Vertreter der Anti-Psychiatrie-Bewegung [1]; er übernahm viele Konzepte, namentlich phänomenologische und existentialistische, aus der Philosophie und wurde tiefgreifend von Sartre, aber auch von dem Religionsphilosophen Martin Buber beeinflusst; im Grunde genommen steht hier die moderne Philosophie gegen den naturwissenschaftlichen Dogmatismus einer positivistischen Psychiatrie (in der Tradition von Kraepelin und Bleuler, die beispielsweise in der Schizophrenie eine rein organische Erkrankung sahen, weshalb sie diese auch als dementia praecox bezeichneten).

Schon früh veröffentlichte Laing seine beiden Hauptwerke „Das geteilte Selbst" und „Das Selbst und die Anderen", die eine Einheit bilden, seine Schizophrenie-Theorie reflektieren und namentlich das In-der-Welt-Sein jedes Einzelnen analysieren [2, 3]. Siehe auch [11, 12, 13, 14, 15].

In „Phänomenologie der Erfahrung" [4, 5] vertritt er (in Anlehnung an Buber) eine auf die je einzelne Person bezogene, sozusagen personalisierte Psychiatrie, die Menschen wie Menschen und Individuen, indes nicht wie Dinge behandelt; an die Stelle einer Ich-Es-Beziehung muss, so sein Dafürhalten, eine Ich-Du-Beziehung treten.

Auch widersprach er den psychoanalytischen Theorien, die Psychosen im Grunde für massive Neurosen halten – das psychotische Ich, so Laing, gehe in der Erkrankung bis auf ein „Rest-Ich“ unter, das Ich des Neurotikers werde zwar deformiert, bleibe aber, selbst bei massivsten neurotischen Störungen, erhalten [6].

Die Hypothesen der Schul-Psychiater, die organische Ursachen der Geisteskrankheiten vermuten (Stoffwechselstörungen, genetische Abweichungen und dergleichen mehr), ließen sich nicht beweisen, so Laing. (Und sind auch heute noch nicht bewiesen, werden sich, davon bin ich überzeugt, nie beweisen lassen, weil sie schlichtweg falsch sind. Nichtsdestoweniger werden sie mit größtem Aufwand von der Pharmaindustrie promoviert, weil sich mit dem somatischen Erklärungsmodell – und den daraus resultierenden Medikamenten, insbesondere mit Neuroleptika – gewaltige Profite erzielen lassen.)

Der Umgang der Psychiater mit den Wahnkranken sei, so Laing, eine einzige Verunglimpfung, Diskriminierung und Beleidigung derselben. Denn durch ihren Wahn seien die Kranken so andersartig, dass sie ihr Gegenüber, auch die Psychiater, verängstigen, weshalb diese, zur Abwehr ihrer eigenen Ängste, ein Vokabular sowie Diagnose- und Behandlungstechniken entwickelt haben, die ihre Angst in ein Gefühl und ein Bewusstsein vermeintlicher Überlegenheit verwandeln (sollen) – dadurch, dass die Kranken „ent-personalisiert“ und verdinglicht, als kranker Organismus und defekte Psyche betrachtet und dadurch herabgesetzt werden.

Die (angebliche) Unheilbarkeit der Schizophrenie sei mithin mehr ein Versagen der Psychiater als eine Eigenheit der Erkrankung – der zutiefst beziehungsgestörte Schizophrene könne nicht gesunden, weil der Psychiater ihm keine wirkliche, echte menschliche Beziehung anbiete.

Eine Psychose könne man nur verstehen, wenn man den Patienten so empfinde und ihm so nachempfinde, wie er selbst fühle und wie er sich selbst interpretiere; man müsse seine verschlüsselten Botschaften hören und dürfe sie nicht als Unsinn abtun.

So lasse sich in einem vermeintlichen (Gedanken und Gefühls-)Chaos durchaus Struktur und Ordnung erkennen, ähnlich der in Träumen, die oft nur prima vista chaotisch und unverständlich erscheinen, durch Einfühlen und Deuten aber durchaus Aussage und Botschaft erkennen lassen. Durch solch empathisches Verstehen lasse sich sprachliche wie emotionale Vereinsamung des Kranken überwinden und seine Genesung (die dazu führe, dass er sich wieder der üblichen und allgemein verständlichen Kommunikationssymbole bediene) befördern:

„Der Schizophrene ist ein Mensch ohne Hoffnung. Ich habe niemals einen Schizophrenen gekannt, der sagen konnte, daß er geliebt wurde … Was wird von uns gefordert? Ihn zu verstehen … Wir müssen die ganze Zeit seine Eigenheit und Verschiedenartigkeit, sein Getrenntsein, seine Einsamkeit und Hoffnungslosigkeit erkennen“ [7].

Wie viele Menschen indes leben in einer derartigen Seins-Unsicherheit. Weil sie nicht geliebt werden. Und nie geliebt wurden. Und sind deshalb in den Grundfesten ihres Mensch-Seins erschüttert. Zutiefst. Haben eine all-umfassende, alles durchdringende, alles beherrschende Angst. Angst, die so gerne ontologisch, d.h. als Grundstruktur des Seienden und des Möglichen, verklärt wird. Obwohl sie im Allgemeinen doch nur die Herrschaft des Menschen über den Menschen sowie die Angst, die aus solchen Herrschaftsstrukturen entsteht, infolgedessen also eine Angst widerspiegelt, die eben nicht eine Grundbegrifflichkeit des Seins darstellt (auch wenn Heidegger uns anderes weismachen möchte).

Wenn ich mich recht erinnere, war es Husserl, der sinngemäß sagte, dass die Dinge nebeneinander stehen, aber die Seelen der Menschen ineinander liegen.

Lieben und Geliebt-werden – wer hat schon das Glück, dass er sich dessen rühmen kann?

Schizoide und Schizophrene haben diese Liebe nie kennengelernt. Und haben geradezu Angst, von ihr verschlungen zu werden, flüchten sich in die Extremform eines Zustands, den Sartre als „Einkapselung“ und Kierkegaard als „Verschlossenheit“ bezeichnet haben. (Anmerkung: Josef Rattner schreibt hierzu, bezogen auf Baudelaire: „Nach Sartre sind dies Symptome der Einkapselung, welche die Ursünde des Menschen darstellt. Der Mensch ist dazu da, sich für die Welt zu öffnen, mit den Mitmenschen Solidarität zu üben und gemeinsam mit ihnen die Zukunft zu bauen. Weil Baudelaire auf dem Standpunkt des kindlichen Trotzes und der Sturheit stehenblieb, verbaute sich ihm die Entwicklung zum Mitmenschen … Wer sich dem Mitsein aller Menschen verschließt, ist zur Stagnation und meistens auch zum Unglück verurteilt“ [8].)

In dieser „Verschlossenheit“ und „Einkapselung“ entwickeln Schizophrene oft eine Kunstsprache, die – außer Ihnen – niemand (unmittelbar) versteht. Entwickeln eine eigene Sprache, um größtmögliche Distanz zu anderen zu schaffen. Denn sie haben menschliche Empathie nie erfahren, empfinden Anteilnahme und Zuneigung als in höchstem Maße bedrohlich: „Es ist den Menschen not und ist ihnen gewährt, in echten Begegnungen einander in ihrem individualen Sein zu bestätigen; aber darüber hinaus ist ihnen not und gewährt, die Wahrheit, die die Seele sich erringt, der verbrüderten andern anders aufleuchten und ebenso bestätigt werden zu sehn“ [9].

Und was bedeutete dies alles für die psychiatrische Praxis [10]:

„1962 gründet Cooper die Villa 21, eine kleine Einheit für die Behandlung jugendlicher Schizophrener, die Alternativen zur traditionellen Psychiatrie erproben soll. Aus Laings ′household ′ mit drei schizophren Erkrankten wird ab 1965 ein Netzwerk von Wohngemeinschaften, in denen bis zu 150 Menschen leben. ′Kingsley Hall′ ist die bekannteste, Laing wohnt dort selbst einige Monate. Letztlich isolieren diese Projekte sich jedoch mehr und mehr von der Außenwelt und lösen sich wieder auf. Während Laings Konzept Parallelen zur Anschauung religiöser Mystiker aufweist, denkt Cooper politischer: Ging es der ′Therapeutischen Gemeinschaft′ etwa nach Maxwell Jones um einen Abbau hierarchischen Gefälles und eine Veränderung des Rollenverständnisses, fordert Cooper die vollständige Aufgabe dieser Rollen. Nur wer sich diesem Prozess radikaler Selbstprüfung unterzieht, kann therapeutisch produktiv werden. Das Sozialistische Patientenkollektiv, erste Patienten-Selbstorganisation Westeuropas, geht 1970 aus der Psychiatrischen Ambulanz der Heidelberger Universität hervor und verbindet Anregungen von Therapeutischer Gemeinschaft, ′Antipsychiatrie′-Bewegung und internationaler Studentenbewegung. Vertreter der traditionellen Psychiatrie, etwa Karl Peter Kisker und Johann Glatzel, aber auch ′Antipsychiater′ selbst (zum Beispiel Giovanni Jervis, Thomas Szasz) setzen sich kritisch mit antipsychiatrischen Positionen auseinander.“

Ich hatte die Ehre, Ronald Laing persönlich kennenzulernen, und zwar gegen Ende seines Kingsley-Hall-Experiments, wo Antipsychiatrie tatsächlich gelebt wurde – von Ärzten, die (weitestgehend) keine ärztlichen Funktionen ausübten, von „Kranken“, die man nicht als krank behandelte.

An einem Ort, wo jeder so ver-rückt sein konnte, wie er wollte und wie er es für nötig hielt. Wo man niemandem Verrücktheiten austrieb, vielmehr jedem half, ver-rückt zu sein oder verrück zu werden. Wo Mary Barnes ihre legendäre „Reise durch den Wahnsinn“ [16] machte und bewies, dass Psychosen, so man ihnen freien Lauf lässt, für die Betroffenen eine positive, eine (ihre Seele) heilende Erfahrung darstellen [17].

Ein großartiges Buch, das jeder lesen sollte, der sich mit der Problematik der Schulmedizin im Allgemeinen und mit der Thematik von Wahn, Sinn und Wahn-Sinn im Besonderen auseinandersetzen möchte.

---

[1] Goddemeier, C.: Ronald D. Laing: Reise in den inneren Raum. In: aerzteblatt.de, PP 13, Ausgabe September 2014, Seite 410, http://www.aerzteblatt.de/archiv/161487/Ronald-D-Laing-Reise-in-den-inneren-Raum, abgerufen am 20.11.2015:

„Seit es sie gibt, wird die Psychiatrie kritisiert – von Außenstehenden und von Psychiatern selbst. So schlossen sich bereits Ende des 19. Jahrhunderts Laien zusammen und protestierten gegen die offensichtlichen Missstände in psychiatrischen Anstalten. 1894 etwa verfassten die Teilnehmer einer Konferenz in Göttingen die ´Göttinger Leitsätze´. 1909 formierte sich eine Bewegung mit dem Ziel, ´wahrheitsgetreue und beweisbare Mitteilungen über schlechte Behandlung, ungerechtfertigte Internierungen angeblich Geisteskranker, Entmündigungsangelegenheiten et cetera zu sammeln´. Den Anlass lieferte ein erregter Kranker, den man nach der Aufnahme in einer Anstalt vier Wochen lang auf einem Bett festband, weil der zuständige Arzt im Urlaub war. Die Kritisierten reagierten vor allem entrüstet darüber, dass eine solche Kritik verbreitet wurde.

Bereits 1914 beklagte Carl Gustav Jung die einseitige naturwissenschaftliche Ausrichtung der psychiatrischen Ausbildung, welche in dem Leitsatz ´Geisteskrankheiten sind Hirnkrankheiten´ gipfele. Er konstatierte: ´(…) dass die schlimmsten Katatonien und Dementia-Fälle vielfach Produkte der Irrenanstalt sind, hervorgerufen durch den psychologischen Einfluss des Milieus (…) Alle Bedingungen, die einen normalen Menschen unglücklich machen würden, haben auf einen Kranken eine ebenso unheilvolle Wirkung.´ Fünfzig Jahre später findet man ähnliche Positionen in der ´Antipsychiatrie´-Bewegung wieder. Ronald Laing und David Cooper gelten als ihre Begründer. Doch nur Cooper hat sein Konzept so genannt, Laing lehnte die Bezeichnung ´Antipsychiater´ für sich ab. Denn er war der Ansicht, dass man den Vertretern der traditionellen Psychiatrie nicht das Monopol auf die Bezeichnung ´Psychiater´ überlassen dürfe.“

[2] Laing, Ronald D.: Das geteilte Selbst: eine existentielle Studie über geistige Gesundheit und Wahnsinn. München, dtv, ungekürzte Ausgabe, 2. Aufl. 1989

[3] Laing, Ronald D.: Das Selbst und die Anderen. München, dtv, ungekürzte Ausgabe, 1989

[4] Laing, Ronald D.: Phänomenologie der Erfahrung. Suhrkamp, Frankfurt am Main, 14. Auflage 1993

[5] Goddemeier, C.: Ronald D. Laing: Reise in den inneren Raum. In: aerzte-blatt.de, PP 13, Ausgabe September 2014, Seite 410, http://www.aerzteblatt.de/archiv/161487/Ronald-D-Laing-Reise-in-den-inneren-Raum, abgerufen am 20.11.2015:

„Transzendentale Erfahrung als Reise ins Innere
Als Behandlung empfiehlt Laing die transzendentale Erfahrung oder ´Reise´. In ´Phänomenologie der Erfahrung´ (1967) nennt er die Zerstörung von Fantasie und Intuition ´Entfremdung´. Transzendentale Erfahrung als „Reise (…) in den inneren Raum und die innere Zeit des Bewusstseins´ dient dazu, diese Entfremdung wieder aufzuheben. Laings therapeutisches Konzept orientiert sich an Erving Goffmans Kritik der Anstalt als ´totale Institution´. Nicht Reparatur und

Verwahranstalt tragen demnach zur Gesundung bei, sondern Orte, an denen die Kranken ungestört ´bei voller sozialer Zustimmung und Unterstützung in den inneren Raum und die innere Zeit geleitet werden von Leuten, die bereits dort gewesen und zurückgekehrt sind´. So kann der schizophren Erkrankte sein Ich langsam wiederherstellen und aus seinem Wahn heraus finden. ´Psychotherapie muss der obstinate Versuch zweier Menschen bleiben, die Ganzheit der Existenz durch ihre Relationen zueinander wiederherzustellen. Jede Technik, die sich mit dem anderen ohne sein Selbst befasst, (…) verewigt einfach die Krankheit, die sie zu kurieren vorgibt´, so Laing."

[6] Goddemeier, C.: Ronald D. Laing: Reise in den inneren Raum. In: aerzte-blatt.de, PP 13, Ausgabe September 2014, Seite 410, http://www.aerzteblatt.de/archiv/161487/Ronald-D-Laing-Reise-in-den-inneren-Raum, abgerufen am 20.11.2015:

„Er liest Edmund Husserl und Jean-Paul Sartre. Obwohl er Freud als Denker schätzt, steht Laing der Psychoanalyse kritisch gegenüber. Denn sowohl die traditionelle Psychiatrie als auch die Psychoanalyse arbeiten auf dem Boden naturwissenschaftlich-medizinischer Modelle zur Erklärung und Behandlung psychischer Krankheiten. Husserls Phänomenologie und Sartres Existenzialismus sind mit dem Determinismus dieser Modelle kaum zu vereinbaren."

[7] Laing, R. D.: Das geteilte Selbst. Kiepenheuer &Witsch, Köln, 1972, Seite 46

[8] Rattner, J. und Danzer, G.: Literatur und Psychoanalyse. Königshausen und Neumann, 2010, 116

[9] Martin Buber: Urdistanz und Beziehung. Hamburg, 1960, 31f.

[10] Goddemeier, C.: Ronald D. Laing: Reise in den inneren Raum. In: aerzte-blatt.de, PP 13, Ausgabe September 2014, Seite 410, http://www.aerzteblatt.de/archiv/161487/Ronald-D-Laing-Reise-in-den-inneren-Raum, abgerufen am 20.11.2015

[11] Laing, R. D.: Liebst du mich?: Geschichten in Gesprächen und Gedichten. Kiepenheuer und Witsch, Köln, 1994

[12] Laing, R. D.: Knoten. Rowohlt. Reinbek bei Hamburg, 1993

[13] Laing, R. D.: Die Tatsachen des Lebens. Dt. Taschenbuch-Verl., München, 1990

[14] Laing, R. D.: Die Stimme der Erfahrung: Erfahrung, Wissenschaft und Psychiatrie. Dt. Taschenbuch-Verl., München, 1989

[15] Laing, R. D.: Weisheit, Wahnsinn, Torheit: der Werdegang eines Psychiaters 1927 – 1957. Kiepenheuer und Witsch, Köln, 1987

[16] Mary Barnes: Meine Reise durch den Wahnsinn. Kindler, München, 1973

[17] Itten, T.: In der Villa Therapeutica, http://www.ittentheodor.ch/download/page_downloads/04_Itten_Villa_Therapeutica.pdf, abgerufen am 20. 11.2015:

„Mary Barnes, die ihren Wahnsinn in der gemeinschaftstherapeutischen Kingsley Hall – London – durchleben konnte, ein weltbekanntes Experiment, entwickelt und praktiziert von dem schottischen Psychiater und Psychoanalytiker Ronald D. Laing und seinen … [Mitstreitern], wo das Hinabtauchen in die Ab- und Urgründe des eigenen und kollektiven Wahnsinns und seelischer Verknotung begleitet und unterstützt wurde. Die Metapher: Reise durch den Wahnsinn und zurück zum eigenen wahren Selbst wurde von Mary Barnes in ihrem Buch mit diesem Reisetitel aufgezeichnet. Ihr Begleiter Joseph Berke, ein Laing-Schüler, kommentiert seine Erfahrungen in diesem Unterfangen."

PSYCHIATRIE UND ANTI-PSYCHIATRIE – FRANCO BASAGLIA

Nicht nur Ronald Laing, sondern auch Franco Basaglia lernte ich persönlich kennen; mit letzterem, Basaglia, konnte ich – Ende der siebziger Jahre, nicht lange vor seinem Tod (1980) – (auf einem Kongress in Italien) ein längeres Gespräch führen.

Mit Basaglia, jenem großen und freien Geist, der, entsetzt über die Zustände in den psychiatrischen Anstalten der fünfziger und sechziger Jahre, so auch des psychiatrischen Krankenhauses in Gorizia, wo er Anfang der Sechziger die Leitung übernahm und wo fröhlich geschockt und lobotomiert wurde, der also, entsetzt über solche und ähnliche Zustände, sich mit aller Kraft für die Schließung der „Irren"-Anstalten einsetze, die 1978 dann tatsächlich auch landesweit erfolgte (nachdem im Mai ′78 das italienische Parlament das legendäre Gesetz 180 über die Reform der Psychiatrie in Italien verabschiedet hatte) [1, 2, 3, 4, 5].

Vehement sprach sich Basaglia für eine ambulante Behandlung psychisch Kranker aus, denn diese fördere die Integration der Betroffenen; die psychiatrische Anstalt hingegen „etikettiere" ihre Insassen, grenze sie aus und produziere dadurch zusätzlich krankhaftes Verhalten [6, 7, 13].

Bezeichnenderweise starb Basaglia (1980) an einem Hirntumor – kein Wunder, so viel Irrsinn (nicht der Irren, sondern der Irren, die sie „behandeln") muss einem ja den Verstand rauben!

Die (Anti-)Psychiatrie Basaglias ist jedenfalls anti-positivistisch, also gegen jenen aus dem Empirismus hervorgegangenen Positivismus gerichtet, der geistiges und seelisches Kranksein als rein hirnorganisches, neurobiologisches und pathophysiologisches Phänomen betrachtet und im Wahn-Sinn nicht mehr den Sinn des Wahns zu erkennen vermag [8, 9, 10].

Den Sinn des Wahns, der als Wahn-Sinn einen Teilbereich des Kontinuums darstellt, das wir menschliche Vernunft nennen, jenen Sinn des Wahns, der in einer ganz eigenen Art von Logik, die in sich gleichwohl stringent ist, zum Ausdruck kommt.

Folgerichtig betrachtet Basaglia Wahnsinn und Geisteskrankheit als Ausdrucksformen von Sinn und Geist, die sich nur im Rahmen einer philosophisch-metaphysischen Logik, nicht jedoch als bloße organische Fehlfunktion, als patho-physiologische und patho-biochemische Dysfunktion erklären lassen: „Derzeit beobachten wir, wie sich die Medizin die Psychiatrie langsam einverleibt. Wenn die Krankheit eine Sache von Organen ist, hat die Psychiatrie mit der Medizin nichts gemein. Die Psychiatrie war immer die Wissenschaft vom Wahnsinn. Man könnte vielleicht sagen, dass sie eine eher ′philosophische' Vision des Wahnsinns hatte, zumindest solange sie nicht das Spiel des Positivismus mitmachte, das heißt bis zu der Zeit, als Psychiater begannen, Modelle zu entwickeln, in denen der Geist nicht mehr vorkommt“ [11].

Jedenfalls, so meine Meinung, dürfen Psychiater – als Erfüllungsgehilfen der je Herrschenden – nicht weiterhin die Macht haben, zu definieren, was gesund, normal, mithin gesellschaftlich erwünscht und was psychisch krank ist, deshalb krank ist, weil es eine störende, unerwünschte, bestehende Macht-, Herrschafts- und Lebensstrukturen ebenso hinterfragende wie in Frage stellende Form menschlichen Denkens, Fühlens und

Handelns zum Ausdruck bringt [14]. Basaglia schreibt hierzu:

„Es ist hohe Zeit, nicht nur von den großen Kriegen zu sprechen, sondern auch von dem kleinen Krieg, der den Alltag verwüstet und der keinen Waffenstillstand kennt: von dem Krieg im Frieden, seinen Waffen, Folterinstrumenten und Verbrechen, der uns langsam dazu bringt, Gewalt und Grausamkeit als Normalzustand zu akzeptieren. Krankenhäuser, Gefängnisse, Irrenhäuser, Fabriken und Schulen sind die bevorzugten Orte, an denen dieser Krieg geführt wird, wo seine lautlosen Massaker stattfinden, seine Strategien sich fortpflanzen – in Namen der Ordnung. Das große Schlachtfeld ist der gesellschaftliche Alltag. Was heißt das? Krankenhäuser und Pharmazeutika-Betriebe sind Quellen der Zerstörung“ [12].

Darüber hinaus: „Wir müssen uns entscheiden, ob wir uns dieser Tätigkeit, nachdem wir uns ihre Implikationen und ihre Folgen bewusst gemacht haben, weiterhin mit Haut und Haaren verschreiben wollen oder nicht; ob wir uns an der Verdunkelung der Unfreiheit oder an ihrer Enthüllung beteiligen wollen; ob wir nach wie vor über die Schwachen, Ohnmächtigen, Unterdrückten, Ausgestoßenen, anstatt endlich mit ihnen sprechen wollen“ (ebd., 60 f.).

Obiter Dictum:

Wussten Sie (als Nicht-MedizinerIn, wobei auch die meisten MedizinerInnen infolge perfider Vernebelungsstrategien und geschickter Verschleierungstaktiken der Pharmaindustrie nicht die folgenden Zusammenhänge und Fakten kennen), wussten Sie also, dass schon seit langem bekannt ist (s. beispielsweise [15] oder [16]), dass es bei der Verabreichung von Neuroleptika (wie bei Drogensüchtigen!) zu einer Toleranzentwicklung kommt, d.h., dass immer höhere Dosen (mit natürlich entsprechend größeren Nebenwirkungen) erforderlich sind, um den gleichen Effekt zu erzielen?

Selbst wenn Patienten auf die Gabe von Neuroleptika, namentlich von nieder- und mittelpotenten, zunächst gut ansprechen, kommt es im weiteren Verlauf der Behandlung oft zur Verschlechterung psychotischer Verläufe, zu einer Aktualisierung der Wahnsymptomatik und zu einer Verstärkung von Halluzinationen, so dass entsprechende Dosissteigerungen erforderlich werden und die Wahnsymptomatik, wenn überhaupt, nur noch durch Gabe der Höchstdosis beherrschbar ist.

Mit anderen, einfacheren Worten: Es wird eine Sucht induziert, die Patienten werden zu Junkies, Pharmaindustrie und Psychiater zu ihren Dealern! Eine doch recht originelle Betrachtungsweise.

Diese Suchtinduktion, euphemistisch Toleranzentwicklung genannt, bestätigten beispielsweise (auch) Gilbert und Kollegen [17] in einer Metaanalyse von 66 Studien, die zwischen 1958 und 1993 durchgeführt wurden.

Gleichermaßen führen Antidepressiva zur Chronifizierung von Depressionen. 2011 beispielsweise konnte Andrews [18] nachweisen, dass Antidepressiva die Selbstregulation von Neurotransmittern, namentlich von Serotonin, stören und dadurch zu einer Überreaktion des Gehirns beim Absetzen der Antidepressiva führen – hierdurch werden erneut Depressionen hervorgerufen, es entsteht ein Teufelskreis, der nur dazu dient, den Beutel der Pharmaindustrie zu füllen.

Stellt sich nun die Frage [19]: „Wie aktuell ist eigentlich noch Franco Basaglia? … Der Autor befasst sich mit der Aktualität des 1980 gestorbenen italienischen Reformpsychiaters Franco

Basaglia. Trotz der massiv reduzierten Lebenserwartung Psychiatriebetroffener verabreicht man in aller Regel Psychopharmaka ohne informierte Zustimmung und ohne Aufklärung über Frühwarnzeichen, die bleibende oder tödliche Behandlungsschäden ankündigen. Kritiklos und gesponsert von der Pharmaindustrie plädieren Psychiater und Psychologen im Rahmen der Psychoedukation für die Dauereinnahme von Psychopharmaka und preisen neuere Substanzen wahrheitswidrig als nebenwirkungsarm an. Basaglias Aussage zu Befriedungsverbrechen Intellektueller ist hochaktuell. Es stellt sich nicht nur die Frage nach moralischer Schuld, sondern auch nach zivil- und strafrechtlichen Schritten."

---

[1] Riquelme, H. (Hrsg.): Die neue italienische Psychiatrie. Wandel in der klinischen Praxis und im psychosozialen Territorium. Frankfurt a.M., 1988

[2] Härle, J.: Die demokratische Psychiatrie in Italien. Modell oder Utopie? München, 1988

[3] König, M.: Franco Basaglia und das Gesetz 180. Die Auflösung der psychiatrischen Anstalten in Italien 1978.
In: Terhoeven, P. (Hrsg.): Italien, Blicke. Neue Perspektiven der italienischen Geschichte des 19. und 20. Jahrhundert. Göttingen, 2010, 209-233

[4] Colucci, M. und Di Vittorio, P.: Franco Basaglia. Mailand, 2001

[5] Müller-Hülsebusch, B. und Franke, K.: Menschenrechte für die Gulags im Westen. Der italienische Psychiatrie-Reformer Franco Basaglia über die Öffnung der Irrenhäuser.
In:

DER SPIEGEL 15/1980 vom 07.04.1980 (zu einer Zeit, als ein Chefredakteur der BILD-Zeitung – Nikolaus Blome – noch nicht Chefradakteur beim SPIEGEL werden konnte. Tempora mutantur):

„SPIEGEL: Herr Professor Basaglia, in Deutschland kommt die Reform der Psychiatrie nicht voran, in Italien hingegen wurde 1978 ein revolutionäres Gesetz verabschiedet, das die Abschaffung der alten, oft an Konzentrationslager erinnernden Irrenhäuser verlangt ...

BASAGLIA: Ja. Sehen Sie, nach dem Krieg hat sich Italien sehr schnell aus einer überwiegend ländlichen in eine Industriegesellschaft verwandelt. Dabei entstand eine breite Arbeiterklasse und eine starke kommunistische Partei, die darauf drängten, soziale Veränderungen durch entsprechende Gesetze voranzutreiben -- so auch in der Psychiatrie …

Die Engländer hatten um 1959 damit begonnen, die Psychiatrie in einen sozialen Kontext zu stellen. Dort entstanden therapeutische Gemeinschaften, in denen wechselseitige Beziehungen zwischen Patienten und Ärzten entwickelt wurden. Dabei waren die Kranken nicht mehr Sklaven in der Gewalt des Psychiaters, sondern eher Verhandlungspartner, die am Heilungsprozeß mitwirken konnten …

SPIEGEL: Das englische Beispiel brachte Sie also auf die Idee, die psychiatrischen Gettos in Italien zu öffnen. Aber dabei stießen Sie auf Widerstand.

BASAGLIA: Natürlich, das Establishment wehrte sich, sowohl in den Heilanstalten als auch in den Universitäten. Denn wir, die Gruppe ´Demokratische Psychiatrie´, kämpften ja gegen das medizinische Machtprivileg. Die Gegner beschimpften uns, je nachdem, als Verrückte, Revolutionäre oder Kommunisten.

SPIEGEL: Welche Maßnahmen haben Sie … getroffen?

BASAGLIA: Wir haben die Klinik, die damals etwa 500 Patienten hatte, vollkommen ´geöffnet´, so daß alle Patienten nun frei waren...

SPIEGEL: ... und einfach nach Hause gehen konnten?

BASAGLIA: Nein, so radikal waren wir nicht. Aber die meisten Patienten durften sich frei bewegen. Was bewies, daß eine Heilanstalt in neuartiger, liberaler und humaner Weise geführt werden konnte …

SPIEGEL: Darüber hinaus führten Sie … demokratische Versammlungen der Patienten, Pfleger und Ärzte ein. Was konnten diese Versammlungen beschließen?

BASAGLIA: Zunächst mal diskutierten die Leute und äußerten ihre Wünsche. Das wesentliche war, den Unterdrückten eine Stimme zu geben. So entwickelte sich in den Kliniken ein Gemeinschaftsleben. Es gab zum Beispiel … eine Bar, und nun mußte man entscheiden, ob dort auch Alkohol ausgeschenkt werden sollte. Darüber wurde abgestimmt. Die Befürworter gewannen – so kam der Alkohol ins Irrenhaus …

Später legalisierte ein Übergangsgesetz die Unterscheidung zwischen Zwangs-Patienten und Freiwilligen … So begannen die Leute als Sklaven zu verstehen, was es heißt, Rechte zu haben. In diesem Sinn war unsere Sache nicht nur ein medizinischer Feldzug, sondern ein Kampf für die Menschenrechte …

Die Patienten wurden nicht mehr als Objekte, sondern als Menschen behandelt …

SPIEGEL: Noch mal zu Ihrer Arbeit in Triest. Sie haben … die ursprüngliche Zahl von rund 1100 Patienten ständig verringert. Wie ging das vor sich?

BASAGLIA: Über 900 wurden nach Hause entlassen und werden heute, wenn notwendig, ambulant behandelt. Etwa 120 Ex-Patienten leben in Triest in Wohngemeinschaften oder in den Klinik-Pavillons, weil sie keine Appartements fanden. 60 greise Personen, im Durchschnitt 85 Jahre alt, leben gleichfalls noch in den Pavillons. Für sie kann man leider nichts tun. Außerdem sind in der Triester Anstalt noch 50 Behinderte, die von geschultem Personal betreut werden müssen. Aber auch die in den Klinikgebäuden Verbliebenen sind völlig frei, weil es die Nervenheilanstalt als solche nicht mehr gibt …

SPIEGEL: Sind die Irren Ihrer Meinung nach überhaupt Kranke?

BASAGLIA: Zunächst müßte man klären, was ′verrückt′ und was ′krank′ heißt. Verrückt sein ist für mich ein bestimmter menschlicher Zustand, genauso wie das Nichtverrücktsein. Im allgemeinen rationalisiert man die Verrücktheit, indem man sie zur Krankheit erklärt. Dieser Krankheit kann man dann einen Namen geben, zum Beispiel Schizophrenie, und das ganze Problem damit in Schablonen pressen.
SPIEGEL: Also erfinden die Ärzte manchmal erst die Krankheit?

BASAGLIA: Ja, indem sie ein bestimmtes Verhalten als diese oder jene Geisteskrankheit definieren …

Verrückte, die Geld haben und sich deshalb in Privatkliniken kurieren lassen, werden längst nicht so schnell etwa als schizophren bezeichnet wie die armen Irren in den großen Heilanstalten. Und noch ein Beispiel: Die westlichen Psychiater attackieren gern die östlichen Gulags. Stattdessen sollten sie mal ihre eigenen Gulags kritisieren. Zwischen beiden besteht kein großer Unterschied. Wenn man die Menschenrechte für die sowjetischen Gulags verlangt, dann müssen wir diese Rechte auch für die westlichen Gulags fordern.“

[6] Basaglia, Franco: Die Entscheidung des Psychiaters: Bilanz eines Lebenswerks. Psychiatrie-Verlag, Bonn, 2002

[7] Zehentbauer, Josef: Die Auflösung der Irrenhäuser oder: die neue Psychiatrie in Italien. Zenit-Verlag, München, 1999

[8] Gelhorn, Peter: Antipsychiatrische Reformbewegungen im zeithistorischen Kontext am Beispiel Italien. GRIN Verlag, München, 2011

[9] Virgadaula, R.: Ein Walzer offener Türen: Eine arbeits- und or-

ganisationspsychologische Analyse der Reformpsychiatrie Triest. Suedwestdeutscher Verlag fuer Hochschulschriften, Saarbrücken, 2009

[10] Basaglia, Franco: Befriedungsverbrechen: über die Dienstbarkeit der Intellektuellen. Europäische Verlagsanstalt, Frankfurt a. M., 1980

[11] Basaglia, Franco: Die Entscheidung des Psychiaters: Bilanz eines Lebenswerks. Psychiatrie-Verlag, Bonn, 2002, Seite 83

[12] Basaglia, F., Basaglia-Ongaro, F.: Befriedungsverbrechen, Seite 54. In: Basaglia, F., Foucault, M., Laing, R. D. et al.: Befriedungsverbrechen: über die Dienstbarkeit von Intellektuellen. Europäische Verlagsanstalt, Frankfurt/Main, 1980, 11-61

[13] Basaglia, Franco: Die negierte Institution oder die Gemeinschaft der Ausgeschlossenen. Ein Experiment der psychiatrischen Klinik in Görz. Suhrkamp, Frankfurt am Main, 1971

[14] Basaglia, Franco (Hrsg.): Was ist Psychiatrie? Suhrkamp, Frankfurt am Main, 1974

[15] Meyer, H.-H.: Die Winterschlafbehandlung in der Psychiatrie und Neurologie. Deutsche Medizinische Wochenschrift, 1953, 7, 1097–1100

[16] Haase, H.-J.: Therapie mit Psychopharmaka und anderen seelisches Befinden beeinflussenden Medikamenten. Schattauer, Stuttgart, 1982

[17] Gilbert, P. et al.: Neuroleptic withdrawal in schizophrenic patients: a review of the literature. Archives of General Psychiatry, 1995, 52, 173–188

[18] Andrews, P. W. et al.: Blue again: perturbational effects of antidepressants suggest monoaminergic homeostasis in major depres-

sion. Frontiers in Psychology, 2, 2011

[19] Lehmann, P.: Wie aktuell ist eigentlich noch Franco Basaglia? - Psychiater, Psychotherapeuten und die reduzierte Lebenserwartung psychiatrischer Patienten. PSYCHOTHERAPIE-WISSENSCHAFT, 2013, Jg. 3, Heft 2, 79-89

PSYCHIATRIE UND ANTI-PSYCHIATRIE – MICHEL FOUCAULT

Unter den Granden der Anti-Psychiatrie ragt Michel Foucault (der, nur nebenbei bemerkt, schon 1984, also sozusagen in der Frühzeit von AIDS, an eben dieser Krankheit starb – resp. an der irrwitzigen Behandlung des Syndroms, das man als AIDS bezeichnet; dazu indes an anderer Stelle mehr), ragt also Foucault sozusagen als „Philosoph der (und in der) Antipsychiatrie-Bewegung“ hervor; schon früh beschäftigte er sich mit Geisteskrankheit und Wahnsinn sowie deren gesellschaftlichem Bezogen- und Bedingtsein (1954: Maladie mentale et psychologie – deutsch: Psychologie und Geisteskrankheit, erschienen 1968; 1961: Promotionsschrift: Folie et déraison. Histoire de la folie à l'âge classique – Deutsch: Wahnsinn und Gesellschaft); seine Dissertation reflektiert die Geschichte des Wahnsinns sowie die Abgrenzung von geistiger/seelischer Gesundheit und Krankheit) [1, 2].

Foucault wird zu den Poststrukturalisten gezählt, also zu der philosophischen Strömung, die sich mit der Beziehung von Sprache und (sozialer) Wirklichkeit auseinandersetzt: Sprache und sprachliche Praxis bildeten die Wirklichkeit nicht nur ab, sondern stellten sie auch her [3]. Auch gilt Foucault als (Mit-)Begründer der Diskursanalyse, welche den Zusammenhang von sprachlicher Form und gesellschaftlich-institutionellen Strukturen untersucht [4, 5].

„´Ich kann keine Freude empfinden´, sagte einst Frankreichs bedeutendster Denker seit Sartre[,] … Professor für Ideensysteme am Pariser College de France. Mit dieser Bemerkung spielte der Sohn eines Provinzarztes aus Poitiers, der Medizin, Psychologie und Philosophie studiert hatte, auf seine Jugendjahre während der deutschen Besatzung an. Sie vermittelten ihm schon früh das Grundgefühl seines Lebens und Denkens, das ihn nie mehr verließ: die Geworfenheit in eine ′absolut bedrohliche′, aber ungreifbar abstrakte Welt der Isolation und des Todes, die enden mußte, mochte sie nun apokalyptisch zugrunde gehen oder die Morgenröte einer besseren Zeit verheißen. Diese Jugendvision, einer stets wirksamen, aber niemals greifbaren Macht ausgesetzt zu sein, durchzieht alle großen Werke Foucaults: von der Frühschrift ′Psychologie und Geisteskrankheit′ über ′Wahnsinn und Gesellschaft′, ′Die Geburt der Klinik′ und ′Die Ordnung der Dinge′ bis zum politisch bedeutsamsten Werk ′Überwachen und Strafen′ und [bis zu] seiner nunmehr unvollendet bleibenden ′Geschichte der Sexualität′. Auch sie, die Sexualität [,] erkennt Foucault als Strategie der Macht – und nicht nur, wie seit Wilhelm Reich und Herbert Marcuse üblich, ihre Unterdrückung. Trotz aller Ausflüge in Geschichte und Medizin, Psychiatrie und Soziologie blieb Foucaults entscheidender Impuls philosophisch: Er wollte jene moderne Welt alptraumhafter Schründe und Risse, der offenbaren Rätsel und verborgenen Abgründe in ihrer Entstehung und Ordnung erkennen und beschreiben. Was er herausbrachte, war singulär: Vielleicht hat Foucault noch deutlicher als Max Horkheimer die komfortablen Betonburgen der verwalteten Welt als Untergang des (bisherigen) Menschen begriffen, der die Perfektion seiner totalen Überwachung und Durchsichtigkeit durch die Verinnerung jeder Art von Macht gekrönt hat. Doch der hochmütige Theoretiker Foucault, der Marxismus und real existierenden Sozialismus schroff verwarf, trat zugleich zeitlebens tätig für alle Außenseiter der Gesellschaft ein: für Homosexuelle, für Geisteskranke und politische Gefangene … Michel Foucault … starb am Montag voriger Woche an Blutvergiftung“

[Die Diagnose „AIDS“ war damals ein absolutes Stigma – letztlich sterben wir alle an Herzversagen] [6].

Wie Macht entsteht und wie sie ausgeübt wird, das war zentraler Gegenstand der foucaultschen sozial-philosophischen Betrachtungen (s. z.B. „Überwachen und Strafen. Die Geburt des Gefängnisses“, wo er die Entstehung von Machtpraktiken und die Entwicklung und Anwendung von Disziplinierungstechniken analysiert) [7, 8]).

In seinem Denken wurde er maßgeblich von Kant und Nietzsche, aber auch von Hegel und Marx beeinflusst; von letzteren indes grenzte er sich, nach kritischer Auseinandersetzung mit ihnen, zunehmend ab (so jedenfalls sehen es Kammler u.a. in ihrem Foucault-Handbuch: Leben-Werk-Wirkung [9]). Zwar wird Foucault mehrheitlich den Post-Strukturalisten zugeordnet, er selbst aber verwahrte sich vehement gegen solche „Etikettierungen“.

In „Wahnsinn und Gesellschaft“ [2] bezeichnet Foucault den Wahnsinn als das „Andere der Vernunft“, das in neuzeitlich-abendländischen, aufgeklärt-rationalen Gesellschaften zunehmend ausgegrenzt, komplexen Prozeduren rationaler Kontrolle unterworfen und schließlich zum Schweigen gebracht wurde. Er beschreibt, wie der Wahnsinnige, zunächst akzeptierter und integrierter Teil der gesellschaftlichen Ordnung, dann zunehmend ausgeschlossen, schließlich eingesperrt, weggesperrt wurde: „Deshalb kann man sagen, daß Wahnsinn vom Mittelalter bis zur Renaissance innerhalb des gesellschaftlichen Horizonts als … Tatsache vorhanden war; im siebzehnten Jahrhundert … folgte eine Phase des Schweigens und des Ausschlusses, die mit der Einsperrung der Wahnsinnigen begann … Das zwanzigste Jahrhundert schließlich zügelt den Wahnsinn“ [10]. In „Die Macht der Psychiatrie“ [11] fokussiert Foucault seine

Betrachtungen auf die Machtverhältnisse, die im Umgang mit Geisteskranken zutage treten. Er beschreibt die Anwendung von Gewalt gegenüber Geisteskranken und den Umstand, dass Gewalt angewendet wird, um die Allmacht des Arztes in seiner Beziehung zum Geisteskranken zum Ausdruck zu bringen. Er belegt, dass Ärzte durchaus der Meinung sind, „…dass die Kenntlichmachung der ärztlichen Macht von Zeit zu Zeit in Form von Gewalt erfolgen muss", weil der behandelnde Arzt sozusagen Recht und Herrschaft des Nicht-Wahnsinns über den Wahnsinn repräsentiert.

In „Psychologie und Geisteskrankheit" [1] zeigt Foucault, dass die Diagnose von Geisteskrankheiten gesellschaftlichen Konventionen unterliegt – was in einer bestimmten Gesellschaft als geisteskrank gilt, kann in einer anderen Gesellschaft und/oder zu einer anderen Zeit als normal, ergo als gesund gelten, kann geradezu die Eintrittskarte in eine höhere, mystische Welt sein.

„In Sexualität und Wahrheit [12] analysiert Foucault [schließlich], wie die Macht der Gesellschaft unsere Vorstellung von Sexualität bestimmt. Die abendländische Kultur und insbesondere das Christentum haben den Sex durch Beichte, Geständnis und Kontrolle gezähmt. Das Problematische daran ist nicht, dass Sex zum Tabu geworden wäre – das ist nur ein Teil der Wahrheit, denn Sexualität wurde und wird stark thematisiert: in der Kirche durch die Beichte, in der Schule durch Verbote, in der Politik durch Heiratskontrollen und in den Jugendrebellionen durch den ständigen Ruf nach Freiheit. Das Problem ist, dass wir gar nicht merken, wie stark unsere Vorstellung von Sex, davon, was „normal" und „pervers" ist, durch genau diese Diskurse bestimmt wird, in denen sich die Machtstrukturen unserer Gesellschaft entfalten. Gibt es einen Ausweg? Möglicherweise ja, meint Foucault: Philosophie und Gesellschaftstheorie müssen sich auf die Antike besinnen, als sich die Menschen als freie Subjekte entwarfen, die sich ihre Auffassung von Sexualität selbst gaben. Was immer man von dieser Rückbesinnung halten mag – Foucaults Werk ist zweifellos ein Klassiker des postmodernen Denkens“ [13].

Welche Etikette auch immer man Foucault aufkleben will, ob die des postmoderner Denkers, des Poststrukturalisten, des Vertreters der Diskursanalyse – vornehmlich war Foucault ein unerbittlicher und unerschrockener Kämpfer für die Menschenrechte, auch für die Rechte derer, die wir stigmatisieren, ausgrenzen, wegsperren, weil wir ihre Andersartigkeit, die uns selbst in Frage stellt. nicht ertragen können. Seien es psychisch „Kranke“, seien es politisch Missliebige, seien es Menschen mit gesellschaftlich nicht tolerierter sexueller Orientierung.

Insofern stand Foucault in der Tradition *Von der Freyheith eines Christenmenschen*: Im Hier und Jetzt muss der Mensch frei sein. Kann der Mensch frei sein. Und niemand hat das Recht, ihn daran zu hindern.

---

[1] Foucault, M.: Psychologie und Geisteskrankheit. Edition Suhrkamp, Frankfurt a. M., 1968:

„*Psychologie und Geisteskrankheit* ist sowohl im Hinblick auf Foucaults eigene Forschungen als auch im Rahmen der strukturalen Theorie eine programmatische Schrift, eine Art Modell: der Autor expliziert Wissenschaft in Kategorien menschlicher Existenz, psychische Krankheit und psychologische Analyse als Moment der Geschichte des Individuums und der Gesellschaft. Ausgehend von klinischen Befunden und dem Zusammenhang zwischen psychischen und organischen Prozessen, definiert er die ´psychologische Dimension´ des Bewußtseins und die ´allgemeinen Strukturen´ der Geisteskrankheiten, in denen sich bestimmte Merkmale der Geschichte des Menschen und seiner Freiheit reproduzieren“ (http://www.suhrkamp.de/buecher/psychologie_und_geisteskrankheit-michel_foucault_10272.html, abgerufen am 21.11.2015).

[2]] Foucault, M.: Wahnsinn und Gesellschaft – Eine Geschichte des Wahns im Zeitalter der Vernunft. Suhrkamp Taschenbuch, Frankfurt a. M., 1973:

„Michel Foucault erzählt die Geschichte des Wahnsinns vom 16. bis zum 18. Jahrhundert. Er erzählt zugleich die Geschichte seines Gegenspielers, der Vernunft, denn er sieht die beiden als Paar, das sich nicht trennen läßt. Der Wahn ist für ihn weniger eine Krankheit als eine andere Art von Erkenntnis, eine Gegenvernunft, die ihre eigene Sprache hat oder besser: ihr eigenes Schweigen (http://www.suhrkamp.de/buecher/wahnsinn_und_gesellschaft-michel_foucault_27639.html, abgerufen am 21.11.2015).

[3] Münker, S. und Roesler, A.: Poststrukturalismus. Stuttgart, Metzler, 2000

[4] Foucault, Michel: Die Ordnung des Diskurses. Carl Hanser, 1974 (Originalausgabe: L´ordre du discours, Gallimard, Paris, 1971)

[5] Kammler, C: Historische Diskursanalyse (Michel Foucault). In: Bogdal, K.-M. (Hrsg.): Neue Literaturtheorien. Eine Einführung. Opladen, 1990, 31 –55

[6] DER SPIEGEL 27/1984 vom 02.07.1984: Gestorben. Michel Foucault

[7] Foucault, Michel: Überwachen und Strafen: die Geburt des Gefängnisses. Suhrkamp, Frankfurt am Main, 8. Auflage 1989

[8] Esch, E.: Zu Michel Foucaults „Überwachen und Strafen – Die Geburt des Gefängnisses": Die Mittel der guten Abrichtung. GRIN Verlag, München, 2012

[9] Kammler et al.: Foucault-Handbuch: Leben – Werk – Wirkung. Metzler, 2008

[10] Miller, J.: Die Leidenschaft des Michel Foucault. Kiepenheuer & Witsch, Köln, 1995, 142

[11] Foucault, Michel: Die Macht der Psychiatrie – Vorlesungen am Collège de France 1973-1974. Suhrkamp/Insel, 2015:

„In *Die Macht der Psychiatrie* präsentiert Michel Foucault eine Genealogie der modernen Psychiatrie und der spezifischen Wissensformen, die sie hervorgebracht hat. Man kann, so seine These, den Erkenntnissen der Psychiatrie über den Wahnsinn nur dann Rechnung tragen, wenn man sie ausgehend von den Dispositiven und Wissenstechniken analysiert, die die Behandlung der Kranken bestimmen. Foucaults brillante Untersuchung konzentriert sich vor allem auf die Frühzeit der Psychiatrie von Pinel bis Charcot und schließt mit einer Betrachtung der ′Depsychiatrisierung′ des Wahnsinns in den Neurowissenschaften und der Psychoanalyse, die über die Bewegung der Antipsychiatrie bis in die Gegenwart wirkt" (http://www.suhrkamp.-de/buecher/die_macht_der_psychiatrie-michel_foucault_29752.html, abgerufen am 02.12.2015).

[12] Foucault, Michel: Sexualität und Wahrheit. Der Wille zum Wissen. Der Gebrauch der Lüste. Die Sorge um sich. Originalausgabe: Gallimard, Paris 1976. Hier: Suhrkamp, 1982

[13] Rezension, http://www.getabstract.com/de/zusammenfassung/klassiker/sexualitaet-und-wahrheit/6899, abgerufen am 21.11.2015

PSYCHIATRIE UND ANTI-PSYCHIATRIE – JAN FOUDRAINE

Zu den Pionieren der Antipsychiatrie zählt schließlich auch der Niederländer Jan Foudraine (der sich seit seinem Aufenthalt bei Bhagwan Shree Rajneesh in Poona Amrito nennt) [1, 2, 3, 4].

Eben jener Foudraine, der in seinem legendären Buch „Wer ist aus Holz“ [1] fragt: „Wer ist aus Holz: der geistesgestörte Patient, der nach herkömmlicher Auffassung einem rätselhaften organischen Veränderungsprozess unterliegt, ein Mensch, den man allenfalls mit Elektroschocks, Insulinkuren oder Psychopharmaka behandeln, in den man sich aber nicht hineinversetzen kann, oder der Arzt, der ihn derart verdinglicht, mit einem Krankheitsetikett versieht und ihn solchermaßen ad acta legt?“

In der Verlagsbeschreibung der deutschen (Erst-)Ausgabe dieses genialen Buches [2] ist weiterhin zu lesen: „Jan Foudraine, der in Amsterdam die traditionelle psychiatrische Ausbildung erhielt, sie aber kritisch zu betrachten lernte und sich in den folgenden Jahren der psychoanalytischen Therapie Schizophrener im Chestnut-Lodge-Sanatorium bei Washington widmete, läßt den Leser über die Antwort auf diese Frage nicht im unklaren. Sein auch für Nichtpsychiater verständlich und spannend geschriebener Erfahrungsbericht ist all jenen gewidmet, die ihn zum Gefährten der Tiefe ihres Mißtrauens und ihrer Einsamkeit gemacht haben, die Menschen wie wir alle sind, nur in tiefer existentieller Not, die so groß ist, daß die normalen Wege mitmenschlicher Kommunikation für sie aus eigener Kraft nicht zu beschreiten sind. Hier muß und kann die Psychotherapie Hilfe

leisten, besser noch die von Foudraine in Chestnut Lodge schließlich praktizierte Soziotherapie, die den Patienten außerdem dazu bringt, Aufgaben zu übernehmen, anderen zu helfen, und so zur Stärkung seines Ichs beiträgt. Eine derartige Therapie aber bedeutet nicht nur, daß Ärzte und Pflegepersonal ihre gewohnte, schützende Distanz aufgeben und zu verstehenden, helfenden Mitmenschen werden müssen, sie bedeutet auch, daß unsere Gesellschaft sich dazu bereitfinden muß, über die Natur dieser Persönlichkeitsstörungen nachzudenken und in ihr selbst liegende Ursachen nach Möglichkeiten zu beseitigen."
(S. hierzu auch [5].)

---

[1] Foudraine, J.: Wer ist aus Holz? München, Piper,1973

[2] Idem, Verlagsbeschreibung

[3] Krieger, H.: Die Ärzte aus Holz. Die Odyssee des kritischen Psychiaters Jan Foudraine. In: DIE ZEIT vom 21. September 1973:

„ … der Sinn dieses tödlich ernsten Spiels, das Psychiatrie heißt: Die Gesellschaft schützt sich vor denen, die ihrer Kontrolle entgleiten und ihre Normen in Frage stellen, indem sie Spezialisten beauftragt, sie medizinisch zu katalogisieren und zu verwalten, und der Arzt schützt sich mit medizinischer Ideologie davor, zu verstehen, was aus dem Kranken spricht, und seine eigene zweideutige Rolle zu erkennen. Schutz findet schließlich auf paradoxe Weise sogar der Patient. Denn wenn er keine Chance hat, gehört zu werden, wenn seinem Wahnerleben mit medizinischen Etiketten der Sinn geraubt wird und ´Heilung´ die Verleugnung der Konflikte bedeutet, die ihn in den Wahn trieben, also mit Auslöschung seines Selbst erkauft werden muß, wird die Rolle des chronischen Anstaltsinsassen zu seiner letzten Zuflucht. Nur zahlt er den Einsatz, während andere den Spielgewinn kassieren. Aber auch das ist zweifelhaft, denn wenn Foudraine recht hat, ´die Psychose als eine Begegnung des Menschen mit jenem Teil seines Lebens (zu) sehen, den er nicht zu leben wagte´, dann sperren wir mit dem Irren einen Teil unserer eigenen unterdrückten Lebenswünsche ein (oder aus) …

Als junger Assistenzarzt an einer Amsterdamer Klinik fühlte Foudraine sich abgestoßen von den Anstaltsritualen, der hierarchischen Hackordnung, den gönnerhaften Schulterklapsen bei der Chefarztvisite, dem Austeilen von Pharmaka und Elektroschocks, den autoritären Fragespielen, die mit dem Brandmal einer ´Diagnose´ endeten. Er begann die Werke der Pioniere der Psychotherapie von Schizophrenen zu studieren (John Rosen, Harry S. Sullivan, Frieda Fromm-Reichmann) und versuchte die Wahngebilde seiner Patienten als symbolische Kommunikation zu verstehen und sich im therapeutischen Gespräch auf sie einzulassen …"

[4] Foudraine, J.: Bhagwan, Krishnamurti, C. G. Jung und die Psychotherapie. Synthesis-Verlag, Essen, 1983

[5] Herzog, U.: Robert Walsers Poetik. Literatur und soziale Entfremdung. Untersuchungen zur deutschen Literaturgeschichte, Band 10. Max Niemeyer Verlag, Tübingen, 1974, S. 50:

„Ärzte haben vor sich den Patienten R. W., ´Herrn Walser´, der ´ordentliche´ Manieren hat, aber fast völlig unzugänglich bleibt, renitent verschlossen bis zu seinem Tod in Herisau. Die Ärzte, unter ihnen ein dichtender, sind verständnisvoll, zuvorkommend (´Herr Walser´ möge dichten, wenn er dazu Lust habe) – der Patient … ist absonderlich, wie Patienten eben sind … Hier der Wahn, die internierte Krankheit, dort die wissenschaftliche Einsicht, die öffentliche Gesundheit und mit im Bund der gesamte Menschenverstand einer gesunden Öffentlichkeit. Wenn die Ärzte den Patienten mit dem ´feststehenden´ Begriff der Schizophrenie begreifen, dann ist der Beweis ihrer Einsicht bestens erbracht. Zur Befürchtung, der Patient könnte in seiner Unzugänglichkeit der Einsicht der Ärzte entzogen sein, besteht insofern kein Grund, als der Begriff, dem er unterworfen ist, diese Unzugänglichkeit bereits umfaßt. Was die Ärzte in Verlegenheit bringen könnte, ist auf dem Schuldkonto der Patienten ihnen

gutgeschrieben.
So scheint niemand den Verdacht zu schöpfen, daß das ganze Geschehen eine einzige so himmelschreiende wie geheime Konspiration darstelle …
Das Verhältnis zwischen Arzt und Patient ist … entstellt. ´Der Psychiater als *ipso facto* Gesunder beweist, dass der Patient keinen Kontakt mit ihm hat. Die Tatsache, dass der Psychiater keinen Kontakt mit dem Patienten hat, beweist, dass etwas mit dem Patienten nicht stimmt – nicht aber, dass etwas mit dem Psychiater nicht stimmt.´“

PSYCHIATRIE UND MIND-CONTROL: VORHERSAGE, STEUERUNG UND KONTROLLE MENSCHLICHEN VERHALTENS

Über „die Psychiatrie als Zwangs-, Herrschafts- und Unterdrückungs-Instrument“ wurde bereits ausgeführt; hinsichtlich der Rolle, welche die Psychiatrie im Zusammenhang mit einer umfassenden Bewusstseins- und Verhaltenskontrolle spielt, ist weitergehend wie folgt anzumerken und zu veranschaulichen:

Nicht gesellschaftskonforme Meinungen werden sehr schnell als querulatorische (ICD-10: F 60.0) oder paranoide Persönlichkeitsstörung (DSM-IV: 301.0), als Querulanten-Wahn (Paranoia querulans: ICD-10: F 22.8) oder als wahnhafte Störung, Typ Verfolgungswahn (DSM-IV: 297.1) „diagnostiziert“ und mit Zwangspsychiatrisierung sanktioniert [1, 2]; eine weitere Verschärfung dieser menschenverachtenden „Diagnosen“ (wer aufbegehrt ist ver-rückt und bedarf einer zwangsweisen psychiatrischen Behandlung) wird namentlich von der American Psychiatric Association (APA) – in trauter Eintracht mit den politischen Entscheidungsträgern – angestrebt. Die 2013 veröffentlichte 5. Auflage des DSM (Diagnostic and Statistical Manual of Mental Disorders) ermöglicht, <u>jede</u> Verhaltensauffälligkeit als Störung im psychiatrischen Sinne zu qualifizieren und ggf. zu „therapieren“ [3, 4].

Zu den „klassischen“ Methoden der Mind-Control (Kontrolle von Bewusstsein, Gedanken und Gefühlen) gehören beispielsweise die an ein Horror-Szenario erinnernden Methoden, die im (geheimen) MK-Ultra-Programm der CIA von den Fünfziger- (zumindest) bis in die Siebziger-Jahre des letzten Jahrhunderts angewandt wurden; bei den MK-Ultra-Experimenten wurden Tausende und Abertausende von nicht informierten Testpersonen (eine exaktere Beschreibung wäre wohl: Tausende und Abertausende von ahnungslosen menschlichen Versuchs-Karnickeln) – meist willkürlich aus Krankenhaus-Patienten und Gefängnisinsassen ausgewählt – missbraucht, gequält und oft auch getötet [5, 6].

„Das B.E.S.T.-Programm ist einer der Vorläufer derjenigen Projekte, mit denen seit 1950 Geheimdienste und Militärs systematisch die klassische Mind Control erforscht haben. Alle diese Forschungen wurden an Menschen durchgeführt, die zuvor durch Handlanger der Militärs und Geheimdienste entführt worden sind. Einige Projekte sind mittlerweile durch amtliche Dokumente zweifelsfrei bestätigt: Projekt CHATTER zur Verhaltenssteuerung mittels Hypnose, Projekt ATMOR STATE PRIOSON zur Verhaltenssteuerung mittels Psychochirurgie, Projekt MONARCH zur Verhaltenssteuerung mittels Drogen …, Projekt MIND BENDER zur Programmierung zum Attentäter mittels Drogen und Hypnose … Das umfangreichste Projekt der klassischen Mind Control ist das Projekt MKULTRA (Mind Kontrol Ultra). Es umfasste Menschenversuche in 149 Unterprojekten, die an über 70 staatlichen Einrichtungen durchgeführt wurden. In zwei Anhörungen vor dem US-Senat hat der damalige Direktor der CIA, Admiral Stansfield Turner, Einzelheiten offengelegt. Demnach befasste sich MKULTRA mit Hypnose, Drogen, Elektroschocks und Schlafentzug. Daneben gab es Forschungen zu Motivation, Versagen und menschlichen Reiz-Reaktionsmechanismen. Ziel von MKULTRA, so die Weisung des Direktors der CIA 1957, war die ′Vorhersage, Steuerung und Kontrolle des menschlichen Verhaltens′“ [5].

Notabene: All diese Menschen-Experimente wurden entweder in allgemeinen psychiatrischen Anstalten bzw. in psychiatrischen Abteilungen von Krankenhäusern durchgeführt (im Rahmen offizieller medizinischer Forschung und Behandlung) oder in einer Art (geheimer) psychiatrischer Sonderanstalten (auch dort durch Ärzte, im Allgemeinen Psychiater); alle Menschen-Versuche erfolgten im Auftrag von Geheimdiensten.

In den späten Siebziger-Jahren beschäftigten sich mehrere Untersuchungs-Ausschüsse des US-Senats mit der Aufarbeitung der ruchbar gewordenen Verbrechen [7]; besonders bekannt wurde in diesem Zusammenhang das sog. Church Committee [8]; CIA-Direktor Richard Helms erlangte insofern unrühmliche Berühmtheit, als er den Großteil der Geheimakten vernichten ließ, was die Aufklärung zwar beträchtlich erschwerte, aber nicht gänzlich verhinderte, zumal auch einige vormalige CIA-Agenten, die zwischenzeitlich Gewissensbissen hatten, zur Aussage vor diversen Untersuchungsausschüssen bereit waren [9].

Vorgänger des MK-Ultra-Projekts war die „Operation Artischocke“, Vorläufer letzterer das „Projekt Bluebird“ [10, 11, 12].

Wesentliche Erkenntnisse und Methoden der „Operation Artischocke“ gründeten noch auf den Menschenexperimenten durch deutsche KZ-Ärzte, so beispielsweise auf deren Versuchen mit Pest und Fleckfieber. Namentlich aufgrund des „Erfahrungs-Wissens“ des Massenmörders und „Arztes“ Kurt Blome, der – als dienstbarer Helfer – aufgrund der Interventionen des CIA vom Nürnberger Kriegsverbrecher-Tribunal freigesprochen(!) wurde, konnte der amerikanische Geheimdienst bald auch Experimente mit Biokampfstoffen durchführen.

Auch in Deutschland war der CIA aktiv. „In den fünfziger Jahren führte die amerikanische CIA geheime Experimente zur Gehirnwäsche durch. Die Opfer wurden mit Drogen wie LSD vollgepumpt, unter Hypnose gesetzt und auch gefoltert. Ziel der grausamen Menschenversuche war es, den menschlichen Willen zu brechen … Einer der beteiligten CIA-Wissenschaftler war Dr. Frank Olson. Im November 1953 stürzte er aus dem Fenster eines New Yorker Hotels. Sein Tod wurde von der CIA als Selbstmord deklariert. Doch als dessen Sohn Eric nach mehr als 40 Jahren den Leichnam exhumieren und obduzieren ließ, stellte sich heraus, dass Frank Olson wahrscheinlich einem Gewaltverbrechen zum Opfer gefallen war. Warum musste Frank Olson sterben? … Ein Verdacht, der sich immer mehr aufdrängt: Frank Olson war schockiert über die grauenhaften Verhöre der CIA, die größtenteils in Deutschland stattfanden – an Kriegsgefangenen, an Flüchtlingen aus Osteuropa, die man für Spione hielt, und an eigenen Landsleuten. Auf seiner letzten Europareise im August 1953 sah er in Berlin, wie Menschen so lange gequält wurden, bis sie starben. Nach seiner Rückkehr wollte Olson aussteigen, seinen Dienst quittieren. Das konnte die CIA nicht zulassen. Denn Frank Olson kannte Staatsgeheimnisse auf dem Gebiet der biologischen Kriegsführung, die um keinen Preis bekannt werden durften“ [13].

„Wissenschaftlicher“ Leiter des MK-Ultra-Programms war Donald Cameron, später der erste, höchst unehrenwerte Präsident der World Psychiatric Association [14]; man kann nicht so viel fressen, wie man kotzen möchte, wenn man seinen Nachruf im hochangesehenen British Medical Journal liest [ebd.].

Die Gesamtleitung des MK-Ultra-Programms hatte Sidney Gottlieb (der im Übrigen eng mit der Rockefeller Foundation zusammenarbeitete und eine Vielzahl der Attentate auf Fidel Castro ausbrütete) [15].

Im MK-Ultra-Programm wurde – an mehr als 50 Universitäten und Krankenhäusern und in einer Vielzahl geheimer Einrichtungen – namentlich die Wirkung von Drogen (insbesondere von Meskalin und LSD), von Giften, Chemikalien und Gasen, von Elektroschocks, von grauenhaften Hirnoperationen wie beispielsweise Lobotomien und von willkürlich herbeigeführten, lebensgefährlichen Infektionen (mit Bakterien und Viren) untersucht. Im Rahmen des MK-Ultra-Programms wurden zudem, wie vom CIA selbst zugegeben, zahlreiche Menschen entführt und Kinder – für Gehirnwäsche-Experimente – sexuell missbraucht [16 - 20].

Über die Psychochirurgie zu Beginn des neuen Jahrtausends führt Heiner Gehring, einer der profiliertesten Kenner von Methoden und „Protagonisten" staatlicher Bewusstseinskontrolle [21, 22], wie folgt aus:

„Seit den Anfängen der Psychochirurgie in den 30er Jahren wurde eine Reihe von Standardmethoden zur operativen Verstümmelung des Gehirns entwickelt und … [wird] bis heute genutzt. Berühmt-berüchtigt ist die Frontale Lobotomie. Hier wird durch die dünne Struktur, die Augen und Hirn voneinander trennt, ein chirurgisches Gerät ins Gehirn eingeführt und durch eine Drehbewegung Hirnsubstanz zerstört. Frontale Lobotomie und andere Methoden der Psychochirurgie haben eines gemeinsam: Sie beruhen auf einem vermuteten unmittelbaren Zusammenhang zwischen Hirnschädigung und Verhaltensauffälligkeiten und begründen damit die Zerstörung der vermeintlich fehlerhaften Hirnsubsubstanz. Angewendet wurde die Psychochirurgie unter anderem zur Unterbindung von Aggressionen bei Gefängnisinsassen, Eindämmung von Rassenunruhen oder zur ´Rehabilitation´ jugendlicher Straftäter" [22].

Weltweit wird die Zahl der Opfer gehirnchirurgisch-disziplinierender Eingriffe (bereits 1980!) auf etwa eine Million geschätzt [23].

In den Siebziger-Jahren wurden (wohlgemerkt schwarze!) Kinder im Alter von etwa 5 Jahren an der Mississippi-University lobotomiert, um ihre (tatsächliche oder vorgebliche) Hyperaktivität zu „therapieren“ [24]. (Heute behandelt man das – angebliche – ADHS-Syndrom mit Ritalin, wohlgemerkt einem Neuroleptikum: wie fortschrittlich wir doch geworden sind!)

In den 80-er Jahren wurde die Lobotomie u.a. in Argentinien, Australien, Deutschland, Frankreich, Großbritannien, Kanada, den Niederlanden, Indien, Japan, Schweden, Spanien und, last but not least, in der UdSSR sowie in den USA praktiziert, meist gegen den (dezidierten) Willen der Patienten [24] – sofern man diesen (euphemistisch formuliert) überhaupt einen freien Willen zugestand.

In Deutschland wird, heute, 2015, die Lobotomie weiterhin durchgeführt und ist im ICD 10 (International Classification of Diseases) im Operationskatalog „5-01: Inzision (Trepanation) und Exzision an Schädel, Gehirn und Hirnhäuten“ unter „5-013.7: Leukotomie [Lobotomie] und Traktotomie“ verzeichnet [25].

Auch die EKT (Elektrokrampftherapie) wurde und wird (in Haftanstalten, beim Militär und in sonstigen Menschenversuchs-Anstalten) zu Zwecken der Bewusstseinskontrolle angewandt [26]. Mit dem B.E.S.T.-Verfahren (Blitz-Electroshock-Therapy) werden (seit dem 2. Weltkrieg) renitente US-amerikanische Soldaten wieder gefügig gemacht:

„Rein empirisch betrachtet stellten wir fest, daß die übliche Elektroschockbehandlung, die an zwei aufeinanderfolgenden

Tagen morgens und abends angewandt wurde, wahre Wunder bewirkte. Sie verwandelte aufsässige Soldaten in ruhige, fügsame, kooperationsbereite und oft insgesamt gebesserte Individuen" [27].

Seit den Neunziger-Jahren wird die EKT USA-weit und in zunehmendem Maß in unzähligen Krankenhäusern – nicht nur in psychiatrischen Anstalten! – angewendet; EKT-in-the-morning gehöre zur Routine wie die Verabreichung von Pillen [28].

Zur Bewusstseinskontrolle in Deutschland schreiben Oliver Ekmann und Heiner Gehring [29]:

„In Deutschland hat Forschung und Anwendung der klassischen Mind Control zwar nicht diejenigen Ausmaße wie in den USA, aber es ist auch nicht so, daß es hier wie auf einer Insel der Seligen so etwas nicht gibt. In den 60er Jahren wurden in Deutschland nachweislich Menschenversuche zur Gehirnwäsche durchgeführt. An der Universität Hamburg wurde zur Gehirnwäscheforschung eigens ein Laboratorium zur klinischen Verhaltensforschung eingerichtet. Psychochirurgie wird in Deutschland seit Ende der 60er Jahre erforscht, in den 70er Jahren gehört Deutschland zu denjenigen 15 Ländern der Welt, in denen Forschung zur Psychochirurgie durchgeführt wurde. Die Elektrokrampftechnik, so der Vorschlag einiger Psychiater, solle in Deutschland zur Wiedereingliederung psychisch Kranker in den kapitalistischen Arbeitsprozess genutzt werden. [Sic!]

Aber das ist noch nicht alles: In einem 1989 erschienen Buch über staatliche und militärische Anwendung psychologischer Forschungsergebnisse zur Verhaltensbeeinflussung werden ganze vier Länder genannt, in denen staatliche Gehirnwäscheprogramme durchgeführt werden: USA, UdSSR, Südafrika und die BRD. Gehirnwäscheprogramme in Deutschland? Oh ja: Das Buch bezieht sich auf die Haftbedingungen der Gefangenen der RAF. Diese Haftbedingungen waren gekennzeichnet durch Einzelhaft, Kontaktverbot untereinander, Abschirmung von der Außenwelt, ständige Kontrolle und Überwachung aller Lebensäußerungen sowie starr geregelte Tagesabläufe. Untersuchungen dieser Haftbedingungen durch deutsche und internationale Ärzte, Juristen und Psychologen kommen zu dem Schluss, daß die es sich hier um staatliche Mind Control handelt: ´Wie inzwischen bekannt, sind die Haftbedingungen der RAF Bestandteil eines wissenschaftlichen Programms, das seit den 50er Jahren unter dem Begriff ´Gehirnwäsche´ entwickelt worden ist´..."

Derartige Methoden werden als „Weiße Folter" bezeichnet und von Wikipedia wie folgt definiert: „Unter dem Begriff Weiße Folter werden solche Foltermethoden zusammengefasst, die zwar in ihrer Anwendung und ihrer unmittelbaren Wirkung unsichtbar sind, jedoch die Psyche des betroffenen Menschen angreifen und mitunter dauerhaft erheblich schädigen oder sogar zerstören können. Synonym wird der Euphemismus Saubere Folter verwendet" [30].

Die Übergänge solch „sauberer" Folter zur körperlichen Tortur sind fließend; bei der weißen Folter steht gleichwohl die unmittelbare Beeinflussung der Psyche im Zentrum entsprechender Manipulationen [31, 32, 33, 34, 35].

Der modernste, „eleganteste" und zugleich perfideste Weg unmittelbarer Bewusstseins-Kontrolle ist die (Fern-)Steuerung von Menschen durch Implantate; hierzu ist eine direkte Informationsübertragung zwischen der Zielperson und einer Sende- und Empfangseinrichtung erforderlich; dies wird durch sog. Neuroimplantate ermöglicht [36, 37, 38].

In der offiziellen (ohne Restriktionen veröffentlichten) medizinischen Forschung ist im Zusammenhang mit Neuroimplantaten und den dazu erforderlichen chirurgischen Eingriffen meist von „tiefer Hirnstimulation“ die Rede; (euphemistisch) wird für die Implantate auch die Bezeichnung „Hirnschrittmacher“ verwendet [39, 40].

Weltweit wurden bereits weit über 100.000 Patienten mit derartigen Neuroimplantaten versorgt.

Anwendungsgebiete „tiefer Hirnstimulation“ sind u.a. Depressionen, Sucht und zwanghafte Störungen; derart versucht bereits die „weiße“ Medizin – die alles andere als rein, weiß und unbefleckt ist, wie wir dies bereits dargestellt haben und auch zukünftig beschreiben werden –, versucht also die nicht hinter verschlossenen Türen praktizierte Medizin, auf menschliche Gedanken, Gefühle und Befindlichkeiten Einfluss zu nehmen, wollen die Herrschenden, nach ihren Regeln und Normen, die Menschen bilden und formen [41, 42, 43].

„Stromschläge lindern schwerste Depressionen anhaltend. Erstmals haben Mediziner Schwerstdepressive rasch und langfristig heilen können. Hirnschrittmacher befreiten Patienten bis zu 18 Monate von ihren Leiden“, titelte eine gewisse Claudia Füßler in ZEITONLINE am 08.04.2013 [44]. Ob solcher Ignoranz ist man – fast – geneigt, der „Qualitäts“-Journalistin eine „tiefe Hirnstimulation“ anzuraten – nach dem Motto: Lieber Gott, mach mich dumm, dass ich in den Himmel kumm (reimt sich auch auf: nicht nach Dachau kumm). Indes: Similia similibus non curantur.

Wesentlich mehr Verstand und (berechtigte) Skepsis muss man dem Spiegel-Journalisten Matthias Becker zugestehen, der in seiner Headline ausführt: „Risiko Neuroimplantate: Mediziner wagen Gehirnoperationen an wachen Patienten. Moderne Technologie erlaubt Eingriffe direkt im Gehirn, Parkinson-Patienten und Depressive werden immer öfter operiert. Doch viele werden nicht geheilt, nur die Symptome unterdrückt – gravierende Nebenwirkungen können die Folge sein" [45].

Geradezu ein Frankenstein-Szenario, das uns die Gehirnchirurgie bietet!

Indes und mehr noch: Insider behaupten, dass die offizielle Forschung und Entwicklung oft um Jahrzehnte hinter dem herhinke, was, unter Innovationsgesichtspunkten dann bereits völlig veraltet, „auf den Markt" komme.

Geheime Experimente sind geheim, weil sie eben nicht veröffentlicht werden; folgerichtig ist die verfügbare neuere Forschungs-Literatur zu Neuroimplantaten und Mind Control mehr als spärlich; insofern kann über den aktuellen Forschungsstand letztlich nur spekuliert werden. Das indes, was bereits vor Jahren und Jahrzehnten möglich war, lässt gleichwohl schaudern angesichts der Mind-Control-Möglichkeiten, die heute Realität sein dürften.

So war man schon in Dreißiger-Jahren des vergangenen Jahrhunderts imstande, Katzen durch elektrische Stimulation von Hirnelektroden zur Raserei zu bringen; Delgado [39, 40] führte einige Jahrzehnte später solche Versuche auch an Menschen durch [46, 47]. Auch Lilly, Mikle und Heath arbeiteten bis in die Siebziger-Jahre an derartigen Experimenten; insbesondere letzterer war ein glühender Verfechter der Lobotomie; zusammen mit Mikle machte er, in Kooperation mit Army und CIA, viele Jahre lang Menschen-Versuche mit implantierten Elektroden [48, 49].

So wurde bereits in den Fünfzigern/Sechzigern eine Methode entwickelt (Radio Hypnotic Intracerebral Control – Electronic Dissolution of Memory, RHIC-EDOM), mit deren Hilfe man eine hypnotische Trance und eine (konsekutive) Amnesie auslösen kann; derart soll der Kennedy-Mörder Lee Harvey Oswald gesteuert worden sein. Solches geschah schon vor einem halben Jahrhundert; mir gefriert das Blut in den Adern, wenn ich das diesbezüglich Machbare bis heute extrapoliere [48, 50, 51].

Ab den späten Siebziger- resp. Achtziger-Jahren indes steht kaum noch relevante Forschungsliteratur zur Verfügung; insofern ich mich hinsichtlich (mehr oder weniger) aktueller Entwicklungen deshalb auch auf sog. graue Literatur, YouTube und dergleichen berufe (wer weiß schon exakt, welche Schweinereien gerade weltweit in psychiatrischen Anstalten, namentlich in den entsprechenden Versuchsanschalten von Militärs und Geheimdiensten, ausgebrütet werden), ist dies als Versuch zu sehen, den (annähernd) aktuellen Stand der Möglichkeiten wiederzugeben, über welche „die Herrschenden" mittlerweile verfügen, um uns „Untertanen" in toto zu kontrollieren und zu manipulieren und, wenn sie es für „erforderlich" halten, auch zu eliminieren.

Jedenfalls ist das Wenige, das (mehr oder weniger zufällig) publik wird, mehr als beängstigend.

Ein Bericht von IBM enthüllt, dass in den Neunzigern Chips entwickelt und Gefangenen (ohne deren Einverständnis und Wissen sowie unter einem Vorwand) implantiert wurden: „Als generelle Auswirkung auf alle … Versuchspersonen wurde festgestellt, dass sie bei einer Einstellung des Implantats auf 116 MHz lethargisch wurden und pro Tag durchschnittlich 18 bis 22 Stunden schliefen … Im Grunde genommen machten die

Implantate den ahnungslosen Gefangenen zu einem sich bewegenden und sprechenden Aufzeichnungsgerät, das alles berichtet, womit es in Kontakt kommt“ [52].

Als Empfänger wie als Sender kommen mittlerweile „elektroneuronale Interfaces“ zum Einsatz (Übergänge zwischen Mini-/Mikro-Chips und Nervenzellen). Zum Anwachsen der Nervenzellen an die Implantate wurden spezielle Kunststoffe entwickelt; diese bewirken auch, dass solche Implantate (als körperfremdes Material) nicht abgestoßen, vielmehr bindegewebig umhüllt werden, wodurch sie, bald nachdem sie eingesetzt wurden, kaum noch zu entfernen sind; weil der Metallanteil moderner Chips immer geringer wird, lassen sich diese kaum noch (röntgenologisch) nachweisen [53, 54].

Die entsprechenden, als Biotelemetrie [55] bezeichneten Techniken sowie geeignete technische Einrichtungen zur Informationsübertragung (zwischen definierten Personen – „targeted individuals“ – und den zugehörigen Sende- bzw. Empfangsstationen) stehen zur Verfügung; die erforderlichen Implantate sind mittlerweile kleiner als der Kopf einer Stecknadel; wahrscheinlich können sogar Empfänger/Sender in der Größenordnung von Nanopartikeln und als solche (Nanopartikel) appliziert werden, beispielsweise durch Spritzenkanülen, durch verabreichte (Spritzen-)Flüssigkeiten oder auch durch die Atemluft und großflächiges Versprühen von Aerosolen (durch Flugzeuge), wobei die Aerosole eben die als Empfänger/Sender dienenden Nano-Partikel enthalten (Chemtrails) [56 – 69].

Eine Individualisierung (gezielter Einsatz gegenüber exakt definierten Personen) ist (wohl und auch) mittels der DNA dieser Personen als Zielmarker möglich; die Mini-Implantate (gleich welcher Größe und Art) werden namentlich durch ELF-Wellen und mit Hilfe von HAARP als gigantischer Sendeanlage gesteuert (s. hierzu insbesondere [55, 66, 69] sowie die Ausführungen im Folgenden), wobei die ELF-Wellen mittlerweile wohl eher auf Skalar- denn auf Mikrowellen aufmoduliert werden [56 – 69].

In etlichen Staaten werden biotelemetrische Projekte – meist unter der Begrifflichkeit Monitoring – bereits höchst offiziell (und nicht nur klandestin) an Tieren, aber auch an Strafgefangenen durchgeführt; möglicherweise sind Viehverstümmelungen, von denen immer wieder zu hören und zu lesen ist, nicht das Werk abartig Krimineller, dienen vielmehr der Entfernung zuvor implantierter Chips und zur Verschleierung derartiger Aktionen. Es gibt auch genügend Ignorante, die sich solchen Biotelemetrie-Projekten freiwillig zur Verfügung stellen (beispielsweise zur Kontrolle biologisch-medizinischer Parameter); noch im alten Jahrtausend initiierte die Bundesregierung das „Implementierbare Telemetrische Biosystem ITES“, das eine Vielzahl medizinisch relevanter Daten misst; damit wurde ein Projekt auf den Weg gebracht, das beabsichtigt, in absehbarer Zeit alle Bürger medizinisch fern zu überwachen (unbeschadet dessen, was bei einem derart umfassenden Überwachungs-Programm zusätzlich an Daten abgegriffen und an Steuerungs- und Beeinflussungs-Möglichkeiten implementiert werden kann).

Derart – wie zuvor und im Folgenden beschrieben – stellt sich die Medizin im Allgemeinen und stellen sich Psychologie, Psychiatrie und Psychochirurgie im Besonderen in den Dienst einer immer umfassenderen, nachgerade allumfassenden Mind-Control (Bewusstseins-Kontrolle), helfen sie mit und dienen sie dazu, menschliches Verhalten weltweit vorherzusagen, zu steuern und zu kontrollieren.

„Ich glaube, das Implantat wird so populär werden wie Handys oder Schutzimpfungen. Digital Angel [ein Chip der US-amerikanischen Firma ADS – e. A.] wird eine Verbindung von Dir und der elektronischen Welt. Es wird dein Wächter und Beschützer. Es wird Dir Gutes tun. Wir werden ein Hybrid sein aus elektronischer Intelligenz und unserer eigenen Seele" [70].

Honni soit qui mal y pense! Und schon Brecht wusste, die dümmsten Kälber wählen ihre Schlächter selber.

Jedenfalls wurden schon in den späten Fünfziger- und Sechziger-Jahren unterschwellige Wahrnehmungen zur Konditionierung menschlichen Verhaltens genutzt; das Ziel entsprechender Forschung und Entwicklung war weniger, dass Menschen etwas Bestimmtes tun, vielmehr, dass sie nicht merken und wahrnehmen, was sie tun, und erst recht nicht wissen, warum sie es tun [71].

Im Westen ist kaum bekannt, dass in der UDSSR „Psychokorrektur" Bestandteil des Psychologie-Studiums war und an etlichen Universitäten gelehrt wurde. Zur „Heilung" von Systemgegnern, aber auch zur Disziplinierung von Soldaten und Sowjetbürgern, die sich „unbotmäßig" verhielten, wurde ein umfangreiches Repertoire von Techniken zur Bewusstseins- und Verhaltens-Kontrolle entwickelt; u.a. wurden computer-generierte Subliminals (unterschwellig dargebotene Reize) in Alltagsgeräusche eingearbeitet; im Afghanistan- und Tschetschenien-Krieg kamen fahrbare Bioresonanz-Labore zum Einsatz, die eine höhere Kampfbereitschaft der russischen Soldaten bewerkstelligen sollten [72, 73].

„Auch in der BRD werden … Subliminals in Radio und Fernsehen eingesetzt … In der Silvesternacht 2001/2002 strahle der Berliner Sender 94,3 r.s.2 eine sogenannte ´Glücksfrequenz´ mit seinem Programm aus. Die Sendung wurde auch bei der Sylvester-Party am Brandenburger Tor übertragen und erreichte somit Tausende. Diesmal benutzte man hohe Frequenzen am oberen Ende der Hörbarkeit, welche die Ausschüttung von Endorphinen (sogenannten ´Glückshormonen´) stimulieren sollen … [Der Sender] bestätigte nur, eine ´amerikanische Beraterfirma´ habe das Experiment durchgeführt … Die Berliner Presse schwieg zu dem Vorfall“ [74].

Jedenfalls lässt sich der menschliche Organismus – wie hinlänglich bekannt – durch Röntgen-/radioaktive Strahlung beeinflussen resp. schädigen, aber auch durch Mikrowellen, weiterhin durch Ultra- und Infra-Schall, schließlich auch durch elektromagnetische resp. Skalar-(Tesla-)Wellen: „Es gibt nach neuesten Untersuchungen grundlegende Algorithmen im menschlichen Gehirn, die durch jede Reizempfindung in gehirnspezifische Codes transformiert werden. Eine unmittelbare Beeinflussung dieser Algorithmen im menschlichen Gehirn durch elektromagnetische Felder benötigt Energielevel, die durchaus im üblichen Bereich technischer Anwendungen liegen. Die genaue Kenntnis dieser Felder erlaubt den direkten Zugriff auf fast alle komplexen neurokognitiven Prozesse, die mit dem menschlichen Selbst, dem Bewußtsein und den Erfahrungen sowie dem Gedächtnis verbunden sind“ [75].

Im Klartext: Menschliches Verhalten lässt sich durch elektromagnetische Wellen unmittelbar steuern.

Wer außer Ärzten im Allgemeinen und Neurologen/Psychiatern im Besonderen verfügt über entsprechende Kenntnisse eben solcher „neurokognitiver Prozesse“?

Und warum wohl wird die Hirnforschung derart vorangetrieben? Und woher wohl kommen die Gelder, wenn nicht von MIK (Medizinisch-Industrieller-Komplex) und MIK (Militärisch-Industrieller-Komplex), den siamesischen Zwillingen, die offensichtlich die totale Kontrolle über die Menschheit anstreben.

Derartige moderne Verfahren der Bewusstseins-Kontrolle und Verhaltens-Manipulation werden jedenfalls auch in Deutschland erforscht und angewandt. Schon in den Sechzigern gab es eine entsprechende Zusammenarbeit zwischen deutschen Ärzten und solchen der US Air Force. „Das US-Verteidigungsministerium verschickte 1996 CD-Rs mit Daten zur elektromagnetischen Beeinflussung von Menschen an einige wenige ausgesuchte Empfänger weltweit. Einer der Empfänger war die Regierung der BRD. Kann daraus geschlossen werden, in Deutschland würden staatliche Stellen elektromagnetische Mind Control durchführen? Vielleicht, denn bereits 1986 erschien am 18. November in der Frankfurter Allgemeinen Zeitung ein Artikel, in dem über zwei Palästinenser berichtet wurde, die in Deutschland vor Gericht standen. Beide behaupteten, sie wären im deutschen Untersuchungsgefängnis mit elektromagnetisch übertragenen Stimmen zermürbt worden. Im Laufe meiner Recherchen wurde mir von zwei Fällen berichtet, in denen das US-Militär in Deutschland ohne Wissen der betroffenen Bevölkerung Versuche mit elektromagnetischer Beeinflussung durchführt: Nahe Rammstein in Rheinland-Pfalz soll sich eine entsprechende Forschungseinrichtung der US Air Force befinden und eine ähnliche Einrichtung gebe es auf einem US-Militärstützpunkt im Raum Würzburg“ [5]. Siehe hierzu auch [76].

Mit Hilfe elektromagnetischer Wellen lässt sich jedoch nicht nur Sprache (subliminal, d.h. unterschwellig) übertragen, vielmehr ist auf diesem Wege eine unmittelbare Beeinflussung menschlicher Gedanken, Gefühle und Wahrnehmungen möglich; vor allem in den USA und in der früheren UdSSR wurden bzw. werden entsprechende Forschungen betrieben.

Das menschliche Gehirn ist in besonderem Maße für sehr hohe wie für sehr niedrige Frequenzen empfänglich und namentlich im Mikrowellenbereich (Wellenlänge 300 mm bis 1 mm, Frequenz 1 bis 300 GHz) sowie im ELF(Extremely-Low-Frequency)- und VLF(Very-Low-Frequency)-Bereich ansprechbar (Wellenlänge 100 – 10 Mm, Frequenzbereich 3 – 30 Hz bzw. Wellenlänge 100 – 10 km und Frequenzbereich 3 – 30 kHz) [77].

Mikrowellen werden u.a. für Radar und Mobilfunk benutzt, ELF-Wellen beispielsweise in der Kommunikation zwischen U-Booten (sehr große Bodenwellenreichweite, selbst im schlecht leitenden Meerwasser sind ELF-Wellen noch nachweisbar) [78, 79]. Zur Aussendung solcher ELF-Wellen werden (aufgrund deren Wellenlängen bis zu 100 km!) extrem große Antennen benötigt; offiziell gibt es derzeit nur drei ELF-Sender weltweit (in Wisconsin und Michigan sowie in der Nähe von Murmansk) [78].

Die Länge der US-Navy-Antenne in Clam Lake, Wisconsin, beträgt beispielsweis 45 km; sinnvollerweise werden deshalb entsprechende Ring-Antennen verlegt (aus Gründen der Geheimhaltung auch unterirdisch); mittels gepulster Radiowellen kann die Atmosphäre selbst zu Schwingungen anregt werden und als Antenne dienen, wie dies bei HAARP der Fall ist [80, 81, 82].

ELF-Wellen haben denselben Frequenzbereich (3 – 30 Hz) wie das menschliche Gehirn, dessen Aktivität den Bereich von ca. 1 – 40 Hz umfasst [83]:

Delta-Wellen, charakteristisch für die (traumlose) Tiefschlafphase oder einen Trance-Zustand, pathologisch (als sog. intermittierende Delta-Aktivität) beispielsweise bei Temporallap-

pen-Epilepsien nachweisbar, haben eine Frequenz von 0, 1 bis < 4 Hz;
Theta-Wellen (4 bis < 8 Hz) sind im EKG im Entspannungszustand, beim Einschlafen, in Wachtraum-Phasen, bei Meditation oder Hypnose ableitbar;
Alpha-Wellen (8-13 Hz) lassen sich im Zustand entspannter Wachheit (bei geschlossenen Augen) nachweisen; beispielsweise vollzieht sich unbewusstes Lernen („Super Learning") in diesem Frequenzbereich zerebraler Aktivität;
Beta-Wellen (> 13 bis 38 Hz) geben eine zunehmend nach außen gerichtete Wachheit und Aufmerksamkeit bis hin zum Empfinden von Stress und Angst (im hochfrequenten Beta-Wellen-Bereich) zu erkennen;
Gamma-Wellen schließlich (> 38 bis 70 Hz) repräsentieren im EKG eine anspruchsvolle intellektuelle Aktivität (starke Konzentration, Lernprozesse).

Bedenkt man, dass es (nur beispielsweise) mittlerweile möglich ist, dass (einfache) Gedanken einer als Sender fungierenden Person in binäre Signale und damit in Botschaften transformiert, von Kontinent zu Kontinent übertragen und dann von einer Empfänger-Person wahrgenommen und verstanden werden [84], ist unschwer vorstellbar, welche Möglichkeiten der Bewusstseins-Beeinflussung und -Kontrolle dadurch entstehen, dass im ELF-Bereich entsprechende Frequenzen gesendet und menschlichen Gehirnen – weltweit – in den (zur Erzielung einer beabsichtigten Wirkung) erwünschten Aktivitätsbereichen jeweils aufmoduliert, d.h. aufgezwungen werden. Dadurch lassen sich – durch die Wahl einer entsprechenden Frequenz und mittels Variierung der Senderleistung – alle nur denkbaren Empfindungen, Gemütszustände (von verzweifelt bis euphorisch), Aktivitätsniveaus (von Lethargie bis Aggressivität) und dergleichen mehr von außen oktroyieren, auch gegen den Willen der Betreffenden und Betroffenen und/ oder von diesen unbemerkt.

Es ist davon auszugehen, dass neben den drei offiziellen ELF-Antennen wie zuvor benannt und außer der ominösen HAARP-Sendestation eine Reihe (weiterer) streng geheimer Anlagen zur Mind Control existieren.

So entdeckte man unter dem (damaligen) Berliner Flughafen Tempelhof eine riesige, das gesamte Flughafengelände umfassende Ringantenne, die u.a. eine Frequenz von 8 Herz abstrahlte, was dem Übergangsbereich zerebraler Theta- zu Alpha-Wellen entspricht, also einem Bereich, in dem Menschen einerseits schläfrig, andererseits für unterschwellige Reize besonders zugänglich sind. Akustisch entspricht diese Frequenz am Rande des menschlichen Hörbereichs einem Basston resp. einem tiefen Brummen.

Verwundert es, dass viele Flughafen-Mitarbeiter, aber auch Tempelhofer sich insbesondere über einen fortwährenden Brummton sowie über Müdigkeit, Kopfschmerzen, Kreislauf-Probleme und ähnliche Symptome beklagten; der Krankenstand des Berliner Kraftfahrtamtes, das dem Flughafen-Gelände gegenüber liegt, war berüchtigt. ELF-Ring-Giganten-Antennen sind z.B. auch in den USA, in Russland und in Frankreich, in Großbritannien und in Schweden bekannt geworden; die Probleme der Anwohner waren ähnlich und ähnlich massiv [85].

Schon seit den Zwanziger-Jahren des letzten Jahrhunderts werden die möglichen Auswirkungen elektromagnetischer Wellen auf den menschlichen Organismus untersucht. Insbesondere ließen sich nachweisen:

- Thermische Wirkungen, namentlich bei Mikrowellen hoher

Intensität (s. Mikrowellenherd);
- Nicht-thermische physische und psychische Wirkungen: Beeinflussung der nervalen Erregungsleitung (Reizleitung), Beeinträchtigung der Blut-Hirn-Schranke und der Hirnwellenaktivität, Einfluss auf Hypothalamus und Hypophyse sowie – konsekutiv – auf entsprechende Hormonausschüttungen, Störung des Schlaf-Wach-Rhythmus´ (Melatonin-Ausschüttung!), Schlafstörungen, Verschiebung der Dominanz der beiden Hirnhälften, Wahrnehmungsstörungen (Parästhesien, Halluzinationen, Hören von Stimmen), Neurasthenie, vegetative Störungen wie Zittern und Schweißausbrüche, Hirn- und Nervenschädigungen, Malignome, teratogene Wirkung, Veränderung der Geruchs- und Geschmacks-Wahrnehmung, Herzrhythmus- und Kreislaufstörungen, Herzschmerzen, Herzrasen, Verhaltensänderungen und -auffälligkeiten, Erschöpfung, Mattigkeit, schnelles Ermüden bei Belastung, Einschränkung der körperlichen und geistigen Leistungsfähigkeit, Konzentrations- und Gedächtnisverminderung, Schilddrüsenüberfunktion, Haarausfall, Tinnitus u.a.m. [86, 87, 88, 89, 90, 91].

US-Patent 3,773,049 A ("Apparatus for the treatment of neuropsychic and somatic diseases with heat, light, sound and vhf electromagnetic radiation" [92]) beschreibt, wie man Menschen mittels elektromagnetischer Wellen auf Distanz in Trance und Stupor versetzen kann. Bereits im Korea-Krieg wurden Kriegsgefangene nach vergleichbarem Prinzip „brainwashed".

Nochmals: Menschenexperimente wie zuvor ausführlich dargelegt sind ohne die tätige Mithilfe von Ärzten/Psychiatern (in Forschung und Praxis) nicht möglich; nur sie verfügen (neben Naturwissenschaftlern, diese für technische Belange) über die nötigen Kenntnisse, die Horrorszenarien wie beschrieben umzusetzen. Die Namen (von einigen) der unsäglichen Ärzte/

Psychiater (beispielsweise der MK-Ultra-Affäre), die in der Vergangenheit Schreckliches verbrochen haben, kennen wir – heute, ca. ein halbes Jahrhundert, nachdem sie ihre Verbrechen begangen haben. In (wahrscheinlich ferner) Zukunft werden (zumindest teilweise) die Namen der Ärzte ruchbar werden, die sich heutzutage einer kaum noch überschaubaren Vielzahl an Verbrechen gegen die Menschlichkeit schuldig machen. In ganz „normalen“ psychiatrischen Anstalten, in geheimen Institutionen, im Auftrag von Geheimdiensten, wo und in wessen Interesse und auf Geheiß wessen auch immer. Aber niemals im Dienste und zum Wohl der Menschen. Und immer unter Bruch ihres ärztlichen Gelöbnisses, des hippokratischen Eides, in welchem sie versichern:

„Διαιτήμασί τε χρήσομαι ἐπ' ὠφελείῃ καμνόντων κατὰ δύναμιν καὶ κρίσιν ἐμὴν, ἐπὶ δηλήσει δὲ καὶ ἀδικίῃ εἴρξειν.

Ich werde ärztliche Verordnungen treffen zum Nutzen der Kranken nach meiner Fähigkeit und meinem Urteil, hüten aber werde ich mich davor, sie zum Schaden und in unrechter Weise anzuwenden.“

---

[1] ICD online, http://www.icd-code.de/icd/code/ICD-10-GM-2015.html – ICD: International Classification of Diseases, abgerufen am 03.10.2015

[2] List of DSM Codes Used in Psychiatric Diagnosis, https://mhreference.org/lib/dsm-codes/, abgerufen am 03.10.2015 – DSM: **D**iagnostic and **S**tatistical **M**anual of Mental Disorders

[3] Tschischka, A.: Heiß diskutiert: DSM-V. Report Psychologie, 2013, 38(5): 214

[4] Jacobi, F. et al.:
Hilfestellung zur Indikation.
„Seit Mai liegt die aktuelle Revision des DSM-5 vor. Die mediale Kritik daran bezog sich vor allem auf die Befürchtung, normale Probleme würden durch einige neue Diagnosen übermäßig ′psychiatrisiert′ beziehungsweise ′medikalisiert′ …“
Deutsches Ärzteblatt, 2013, 110(49): A 2364, A 2366, A2368

[5] Gehring, H.: Mind Control, Teil 2. Raum und Zeit, Nr. 127, 2004, auch:
http://www.buergerwelle.de/assets/files/nachruf_auf_heiner_gehring.html, abgerufen am 03.10.2015

[6] Koch, E. und Wech, M.: Deckname Artischocke. Goldmann, 2004, S. 136: Das Protokoll eines tödlich verlaufenen Experiments mit einer Meskalin-Infusion aus dem Jahr 1953

[7] U.S. Senate: Joint Hearing before The Select Committee on Intelligence and The Subcommittee on Health and Scientific Research of the Committee on Human Resources.
95th Cong., 1st Sess., 3. August 1977: S. hierzu: http://www.druglibrary.org/schaffer/history/e1950/mkultra/index.htm, abgerufen am 03.10.2015

[8] McCoy, A. W.: Foltern und foltern lassen. 50 Jahre Folterforschung und -praxis von CIA und US-Militär. Zweitausendeins, Frankfurt, 2005

[9] CIA: An Interview with Richard Helms. Posted: May 08, 2007:
https://www.cia.gov/library/center-for-the-study-of-intelligence/kent-csi/vol44no4/html/v44i4a07p_0021.htm (Abruf: 04.10.2015)

[10] Koch, E. und Wech, M.: Deckname Artischocke. Goldmann, 2004

[11] DER SPIEGEL 11/1984 vom 12.03.1984: Unorthodox, unethisch, illegal.

„Die Geheimprojekte der CIA zur Verhaltenskontrolle. Mit Drogen und Elektroschocks erforschte der amerikanische Geheimdienst CIA ein Vierteljahrhundert lang Verhaltenskontrolle an ahnungslosen Opfern. Er ließ Universitäten und Institute, aber auch Gefangene und Prostituierte für sich arbeiten – nicht nur im eigenen Land … Velma Orlikow aus dem kanadischen Winnipeg begab sich Ende November 1956 am Allan Memorial Institute in stationäre Behandlung. Sie hoffte, an der Montrealer Klinik von schweren Depressionen erlöst zu werden. Sieben Jahre lang blieb Frau Orlikow Patientin des dort praktizierenden Psychiaters Dr. Ewen Cameron.

Robert Logie war 18 Jahre alt, als er sich im Oktober 1956 an Kanadas damals renommiertesten Psychiater wandte. Cameron behandelte den jungen Mann aus Vancouver, der an unerklärlichen ´Schmerzen, Anfällen, Zittern und allgemeiner Schwäche´ litt, knapp zweieinhalb Jahre lang.

Die Kanadier kamen aus freien Stücken in Camerons Klinik, die der Montrealer McGill University angeschlossen war. Sie zahlten für ihre teils stationäre, teils ambulante Behandlung normale Honorare und hatten volles Vertrauen in die fachliche Kompetenz des Dr. Cameron.

Geheilt freilich verließen die Patienten Orlikow und Logie das Krankenhaus nicht. Im Gegenteil: Sie klagen seither über andauernden Gedächtnisverlust, schwere Konzentrationsstörungen, Angstschübe und wiederkehrende Alpträume. Statt an einen helfenden Arzt zu geraten, hatten sich die Cameron-Schützlinge unwissentlich in die Hände eines Dr. Frankenstein begeben, der besessen davon war, an Menschen zu erforschen, ob sich deren Verhalten umfunktionieren ließe …

Zu Anfang der 50er Jahre hatte die CIA befürchtet, daß Sowjets und Chinesen über ausgefeilte Methoden zur Manipulation menschlichen Verhaltens verfügten und hatte Forschungsprojekte veranlaßt, um die vermeintliche Lücke in der Bewußtseinskontrolle zu schließen.

Deutlich wurde freilich schnell, daß das 'Mind Control Gap' in Wahrheit genau so wenig existierte wie später die Bomber- und Raketenlücken. Doch einmal gestartet, waren die 'Top Secret'-Projekte der Verhaltenskontrolle und Gehirnwäsche nicht mehr aufzuhalten. Sie liefen nachweislich über ein Vierteljahrhundert lang und waren der CIA mindestens 25 Millionen Dollar wert.

Beim Projekt 'Bluebird' etwa wurden bizarre 'Schlafmaschinen' erprobt, ein fernsteuerbarer 'Super-Lügendetektor' entwickelt, Hypnose-Techniken verfeinert und 100 000 Dollar für ein neurochirurgisches Forschungsprojekt bereitgestellt, mit dem mutmaßlich die Folgen von Abtrennungen im Gehirn (Lobotomien) erkundet wurden.

Viele dieser Versuche erwiesen sich als 'zu gefährlich, um sie an unseren eigenen Leuten zu erproben', so der damalige 'Bluebird'-Chef Allen. Deshalb wurden die verschiedenen Verfahren an Gefangenen und Krebspatienten, an Prostituierten, Psychokranken ... getestet.

Zu einem prominenten Opfer dieser Untersuchungsreihen wurde Frank Olson, der in einem Giftlabor der US-Armee an Methoden der biologischen Kriegführung arbeitete. Nachdem er ein mit der Droge LSD versetztes Glas Cointreau ... getrunken hatte, änderte sich sein Verhalten so dramatisch, daß er CIA-Psychiatern in Rockville, US-Bundesstaat Maryland, vorgestellt werden sollte. Am Tage vor dem Flug stürzte sich Olson aus dem 10. Stock eines New Yorker Hotels.

Die Theorie von Olsons unerklärbarem Selbstmord (CIA-Version: 'Nervenzusammenbruch') konnte der Geheimdienst 22 Jahre lang aufrechterhalten. Erst 1975 erfuhr Olsons Familie die wahren Hintergründe. Der damalige Präsident Gerald Ford holte sie ins Weiße Haus und entschuldigte sich offiziell für die CIA-Missetat.

Zum Zeitpunkt des Falles Olson hieß das Projekt 'Bluebird' bereits 'Artichoke' und stand kurz vor der Umbenennung zum Programm 'MK Ultra'. Mit jedem neuen Codenamen waren Umfang und Ziele des Unternehmens erweitert worden. Im Rahmen von 'Artichoke' sollten beispielsweise Methoden entwickelt werden, mit denen 'einer

Person Informationen gegen deren Willen und ohne deren Wissen entlockt werden können'. Aus normalen Menschen, so 'Artichoke'-Chef Allen, würden vorübergehend 'hirnlose Zombies' werden. Für solche Experimente schien der kanadische Psychiater Dr. Cameron ein geeigneter Partner der CIA zu sein.

Denn an der McGill University waren Psychiater seit Jahren damit beschäftigt, so hatte die CIA einem geheimen kanadischen Forschungsbericht entnommen, Verhörtechniken und 'bestimmte Geständnismethoden' zu entwickeln. Die Montrealer Seelenforscher arbeiteten mit schalldichten Dunkelkammern, in denen die 'Patienten' gefügig gemacht werden sollten.

Dieses Programm plante Cameron auszuweiten. Ihm schwebte der kombinierte Einsatz von starken Elektroschocks und Medikamenten vor. Außerdem beschallte Cameron seine Patienten stundenlang mit 'positiven' oder 'negativen Botschaften', um das Verhalten der Zwangshörer nachhaltig zu ändern.

Camerons Bewußtseinsmanipulation bestand aus einem mehrstufigen Basis-Programm:

- Zerrüttung der bestehenden Verhaltensmuster des Patienten durch starke und anhaltende Elektroschocks;
- intensive Wiederholung (16 Stunden täglich über einen Zeitraum von sechs bis sieben Tagen) der auf Tonband gesprochenen Botschaften; Patienten während der Dauerbeschallung in Teilisolation;
- Verdrängung der Beeinflussungsperiode durch künstlich eingeleiteten Dauerschlaf (sieben bis zehn Tage).

Da sich dieser Stufenplan nach Ansicht Camerons in der Praxis bereits bewährt und die gewünschten Verhaltensänderungen bewirkt hatte, wollte der kanadische Mediziner die Technik intensivieren. Er plante, das Bewusstsein schneller und nachhaltiger auszuschalten. Dazu sollten der Versuchsperson beispielsweise das nervenlähmende Curare oder die Bewußtseinsdroge LSD 25 injiziert werden …

Dr. Sidney Gottlieb, der die chemische Abteilung des CIA-Stabes ´Technische Dienstleistungen´ leitete ... bewilligte den Cameron-Antrag umgehend und versah das kanadische Unternehmen mit der Codebezeichnung ´MK Ultra Subproject 68´.

Das Teilprogramm 68 (von insgesamt 149 Einzelprojekten) paßte genau in den Zuständigkeitsbereich des Sidney Gottlieb. Er beaufsichtigte die Mehrzahl der Untersuchungen, die von der CIA an 86 amerikanische Universitäten, Hochschulen und Institute vergeben worden waren und die alle nur eine Frage klären sollten: Welche Methoden sind geeignet, das menschliche Hirn und Verhalten nach Wunsch zu manipulieren.

Der gelernte Chemiker Gottlieb verantwortete auch Elektroschockprojekte und die Verabreichung von ´K.o.-Tropfen´ an Prostituierte und deren Kunden in von der CIA angemieteten Apartments. Er ließ in lateinamerikanischen Dschungeln nach hochgiftigen Pflanzen und Baumrinden suchen und ein Mittel erproben, das – verabreicht – Fidel Castro seiner Bartpracht beraubt hätte. Gottlieb heuerte den Zauberkünstler John Mulholland an, der CIA-Agenten beibringen sollte, wie sie unbemerkt Drogen in Drinks kippen könnten.

Auf sein Geheiß wurde beispielsweise Olsons Cointreau mit LSD versetzt, und persönlich reiste Gottlieb unter dem Pseudonym Victor Scheider 1960 in den Kongo, um dem dortigen Chef des CIA-Büros eine Bakterienmischung zu übergeben, mit der Patrice Lumumba getötet werden sollte ...

Meist waren es Frauen wie Velma Orlikow (CIA-Deckname: ´Miriam´), die Cameron nicht medizinisch therapierte, sondern als Versuchsobjekte mißbrauchte. An ihnen erprobte er sein ´schreckliches Ideengebäude´. So hatte der damalige Leiter der Psychologischen Fachrichtung an der McGill-University, Dr. Donald Hebb, das Unwesen des ´untauglichen Forschers´ (Hebb) beschrieben. Camerons Machenschaften hatte Hebb freilich nicht unterbunden oder nicht zu beenden gewagt.

Besessen von der Vorstellung, Methoden zu entwickeln, die eine ´direkte, kontrollierte Veränderung der Persönlichkeit´ ermöglichten, spritzte Cameron hohe Dosen von LSD und Schlafmitteln, unterzog seine Patienten Elektroschocks, die nicht – wie es damals die Schulmedizin vorsah – Bruchteile von Sekunden anhielten und allenfalls einmal täglich verabreicht werden durften.

Cameron legte seinen Patienten bis zu dreimal täglich die Elektrodenklammern an. 20- bis 40mal länger als andere Elektroschocker es … wagten, schickte Cameron Stromstöße in das Gehirn seiner Patienten. Und die Spannung hatte der Montrealer Psychomediziner dabei von 110 auf 150 Volt hinaufgesetzt. An die Schreie der Gemarterten, die durch das Institut hallten, erinnerten sich andere Patienten noch Jahre später.

Den (vorübergehend) erinnerungslöschenden Elektroschocks folgten stundenlange Berieselungen vom Tonband, Beispiel: ´Laß deinen Gefühlen freien Lauf. Es ist in Ordnung, wenn du deinen Zorn zeigst. Wehre dich gegen deine Mutter.´ Dann nämlich, so Camerons frohe Tonband-Botschaft, ´wirst du frei sein, eine gute Ehefrau und Mutter werden wie andere Frauen auch´.

Eine Patientin, so hielt Cameron stolz in einem der wenigen noch erhaltenen Patientenblätter fest (die meisten Unterlagen vernichtete Camerons Sohn nach dem Tod seines Vaters im Jahre 1967), ´durchstand 101 Tage positiver Bewußtseinsbeeinflussung´ – allerdings, ohne die gewünschten Folgen zu zeigen. ´Positive Ergebnisse wurden nicht erzielt´, notierte Cameron.

Seine Bereitschaft, Grenzen des Ertragbaren zu überschreiten, bewies der Montrealer Psychiater auch bei den Schlafversuchen und den Dunkelkammer-Aufenthalten. Eine Patientin hielt er 35 Tage lang in der schalldichten und lichtlosen Box. Und die Klägerin Rita Zimmermann versetzte Cameron in einen Dauerschlaf von 56 Tagen, nachdem sie zuvor beinahe pausenlos den Tonband-Botschaften des Doktors ausgesetzt war …

Mit der gleichen Chuzpe, mit der sie das Unternehmen angekurbelt und durchgezogen hatten, verwischten die Geheimdienstler auch die Spuren.

Richard Helms wurde 1973 seinen Job als CIA-Direktor los und als Botschafter an den Pfauenthron versetzt. Zehn Tage vor seiner Abreise nach Teheran vernichtete Helms sein eigenes Drogenarchiv und gab seinem langjährigen Vertrauten und Schützling Gottlieb die Order, sämtliche Unterlagen des Unternehmens Gehirnwäsche in den CIA-Reißwolf zu geben.

Gottlieb tat wie ihm geheißen, übrig blieben in der CIA-Zentrale nur ein paar ´MK Ultra´-Buchungsbelege.“

[12] Weiner, T.: CIA: Die ganze Geschichte. Fischer-Taschenbuch-Verlag, 2009

[13] WDR: Doku am Montag. Montag, 12. August 2002, 21.45 Uhr: die story: Deckname Artischocke. Die geheimen Menschenversuche der CIA, http://web.achive.org/web/20080328180459/http://www.wdr.de/tv/dokumentation/artischocke.html (Abruf: 04.10.2015)

[14] Obituary Notices. British Medical Journal. 3, Nr. 5568, 23. September 1967, 803–804. http://www.ncbi.nlm.nih.gov/pmc/articles/PMC1843238/?page=1 (Abruf: 04.10.2015)

[15] Counterpunch, June 15, 1999: US Official Poisoner Dies:

“Gottlieb was a man of darkness. He sponsored research by the infamous Dr. Ewen Cameron, a world famous shrink who had clinic in Montreal at McGill where he dosed unwitting subjects (who had entered voluntarily for psychiatric treatment) with huge jolts of electricity through their brains, plus drugs plus lobotomies. Many people had their lives thus destroyed in Cameron’s research, financed by Gottlieb and also by the Rockefeller Foundation.”
S. hierzu:
http://www.counterpunch.org/1999/06/15/us-official-poisoner-dies/,

abgerufen am 04.10.2015

[16] Schalleck, M.: Rotkäppchens Schweigen. Freiburg/Br., 2006

[17] Weinstein, H. M.: Psychiatry and the CIA: Victims of Mind Control. American Psychiatric Press, Washington, 1990

[18] Collins, A.: In the sleep room. The story of the CIA brainwashing experiments in Canada. Lester & Orpen Dennys Ltd, Toronto, 1988

[19] „Der LSD-Fachmann Timothy Leary sagte 1979 in einem Interview des Fernseh-Senders ABC, die psychedelische Bewegung der 60er Jahre sei allein auf CIA-Aktivitäten zurückzuführen. Leary hatte mit Aldous Huxley an einem LSD-Forschungsprojekt teilgenommen. Er fiel jedoch in Ungnade, weil er zu viel redete (bzw. veröffentlichte): 1963 feuerte man ihn in Harvard, und dann wurde er zu 37 Jahren Gefängnis verurteilt, weil die kalifornische Polizei den Besitz eines halben Joints festgestellt hatte, was … ansonsten mit sechs Monaten geahndet wurde. Immerhin fünf Jahre mußte er absitzen" (Jürgenson, J.: Das Gegenteil ist wahr. Band 1. Argo, 2. Auflage 2005, 302).

S. hierzu auch: Richard A. Huthmacher: Offensichtliches, Allzuoffensichtliches, Teil 1, S. 76 f.: Bewusstseinserweiternde Drogen und Timothy Leary.

An Leary wird nicht nur deutlich, dass ein Saulus zum Paulus werden kann, sondern auch, dass die Trennlinie zwischen Schwarz und Weiß, zwischen Gut und Böse sich bisweilen nicht ohne weiteres ziehen lässt, dass Täter zu Opfern werden können und vice versa.

[20] Die CIA erhielt das LSD für ihre Drogenversuche unmittelbar vom amerikanischen Hersteller Eli Lilly Company; deren Direktor war (von 1977 bis 1979) Georg Bush sen. (Moench, D.: The Big Book of Conspiracies. Paradox Press, 1995).
Ein Schelm, der Böses dabei denkt!

[21] Nachruf von Anke Herrmann auf den Autor Heiner Gehring,

http://www.buergerwelle.de/assets/files/nachruf_auf_heiner_gehring.html (Abruf: 04.10.2015)

[22] Versklavte Gehirne – Heiner Gehring zum Thema Mind Control, https://www.youtube.com/watch?v=eK5FgnFYe6I, abgerufen am 04.10. 2015

[23] Valenstein, E.S.: The psychosurgery debate. Freemann & Co, San Francisco, 1980

[24] Jürgenson, J.: Das Gegenteil ist wahr. Band 1. Argo, 2. Auflage 2005, 307

[25] ICD-Code, http://ops.icd-code.de/ops/code/5-013.7.html, abgerufen am 04.10.2015

[26] Frank, L.R.: Electroshock: a chronology of psychiatric abuse (Stand 2005), http://www.endofshock.com/history.htm, abgerufen am 04.10.2015

[27] Ekmann, O.: WARUM: denkt der Mensch nicht weiter. Epubli, 2012, 279

[28] Cohen, M.: Not with My Hippocampus You Don't: The Unnerving Return of Electroshock Therapy! GQ, December 1994

[29] Ekmann, O.: WARUM: denkt der Mensch nicht weiter. Epubli, 2012, 279 f. sowie Gehring, H.: Mind Control, Teil 2. Raum und Zeit, Nr. 127, 2004, auch: http://www.buergerwelle.de/assets/files/nachruf_auf_heiner_gehring.html, abgerufen am 04.10.2015

Anmerkung: Der zitierte Text ist wortgleich identisch bei Ekmann und Gehrung und weder hier wie dort als Zitat gekennzeichnet. Heiner Gehrings „Mind Control“ ist 2004 erschienen, der Autor im selben Jahr verstorben; der Text von Ekmann stammt aus dem Jahre 2012.

Wer also wen beklaut hat, kann man an fünf Fingern abzählen – so viel zur Ehrlichkeit im wissenschaftlichen und literarischen Betrieb.

Obiter Dictum:

Leitartikel der Frankfurter Rundschau vom 04.10.2015: Plagiat und Strafe:

„Wenn zum Beispiel an den … Fakultäten der deutschen Universitäten allgemein bekannt ist, dass einschlägige Doktorarbeiten wissenschaftlichen Standards in der Regel ohnehin kaum entsprechen, sie von den Doktorvätern kaum gelesen werden, weshalb Plagiate nur selten auffallen und noch seltener sanktioniert werden, dann liegt die Frage auf der Hand: Wäre die Aberkennung des Doktortitels zu vertreten, wenn Ursula von der Leyen als Plagiatorin überführt werden sollte? …
Die Pointe liegt darin, dass das Dunkelfeld – das doch eigentlich unentwegt ausgeleuchtet werden soll – benötigt wird, um die Stabilität der Normen zu garantieren. Andererseits ist auch das immer wieder erneuerte Versprechen, das Dunkelfeld weiträumig auszuleuchten, erforderlich, um die Angst vor Entdeckung zu mobilisieren. Das verlangt von Fall zu Fall die Überführung und Bestrafung eines Täters."

Aber bitte nicht der Ursula von der Leyen. Bekanntlich sind alle gleich. Und manche gleicher. Und zu letzteren gehört sicherlich erstere. Spätestens, seit sie 2015 (zusammen mit ihrer Staatssekretärin) den Bilderbergern ihre Aufwartung machen durfte. Wie seinerzeit Karl Theodor. Folglich will man eruieren, ob Klein-Ursel über die Affäre stolpert oder ob sie unsere Bundes-Mutti als Kanzlerin ablösen wird.

Bekanntlich geschieht in der Politik nichts von ungefähr.
[30] Wikipedia: Weiße Folter, https://de.wikipedia.org/wiki/Wei%C3%9Fe_Folter, abgerufen am 04.10. 2015

[31] Mausfeld, R.: Foltern ohne Spuren. Psychologie im Dienste des „Kampfes gegen den Terrorismus". In: Wissenschaft & Frieden,

2010 (1), 16 – 19: Intellektuelle und Krieg:

„An den ´innovativen Verhörmethoden´, wie sie in Guantánamo, Bagram oder Abu Ghraib zum Einsatz kamen, haben Psychologen entscheidend mitgewirkt. In den Fokus der Weltöffentlichkeit geriet dies im Jahr 2007: Damals bekundete die größte psychologische Berufsvereinigung, die American Psychological Association (APA), dass Psychologen, die ´innovative Verhörtechniken´ entwickeln oder Verhörexperten darin ausbilden, ´einen wertvollen Beitrag´ leisten, um ´Schaden von unserer Nation, anderen Nationen und unschuldigen Zivilisten abzuwenden´."

[32] Schenk, D.: BKA – Polizeihilfe für Folterregime. Dietz, Bonn, 2008

[33] O'Mara, S.: Torturing the brain: On the folk psychology and folk neurobiology motivating 'enhanced and coercive interrogation techniques'. Trends in Cognitive Sciences, 2009, 13(12), 497-500

[34] CIA-Report, 1963: The KUBARK Counterintelligence Interrogation,
http://www.google.de/url?
sa=t&rct=j&q=&esrc=s&source=web&cd=4&ved=0CDYQF-jADahUKEwji-_S34oLIAhWEQhQKHXwCCpM&url=http%3A
%2F%2Fnsarchive.gwu.edu%2FNSAEBB
%2FNSAEBB122%2FCIA%2520Kubark%25201-60.pdf&usg=AFQjCNHUSeWPeNwi-Q1080hF2NomhdrNtA&bvm=bv.103073922,d.bGg,
abgerufen am 04.10. 2015:

Das Kubark-Manual (Kubark: Kryptonym für das CIA-Hauptquartier) ist ein (bis zu seiner Enttarnung) streng geheimes Handbuch über US-Army und CIA-Foltermethoden. „Das Handbuch wurde 1953 von der CIA nach umfangreichen eigenen Experimenten an amerikanischen Gefangenen in Mannheim, an deutschen und sowjetischen Gefangenen in Frankfurt sowie nach gemeinsamen Untersuchungen von amerikanischen Ärzten und deutschen ehemaligen Ärzten des Konzentrationslagers Dachau zusammengestellt.

Verbreiteten Gebrauch fand das Handbuch außer bei CIA und CIC ebenfalls bei befreundeten Diktaturen in Südamerika, z.B. in Chile. Seine grundsätzlichen Aussagen wurden in Vietnam verfeinert und bei Folterungen in Abu Ghraib und Guantanamo angewendet … Wesentliche Methoden betreffen psychische Folter zur Zerstörung der Persönlichkeit …" (Wikipedia, Kubark-Manual, https://de.wikipedia.org/wiki/Kubark-Manual, abgerufen am 04.10. 2015.)

[35] McCoy, A. W.: Foltern und foltern lassen. 50 Jahre Folterforschung und -praxis von CIA und US-Militär. Zweitausendeins, Frankfurt, 2005

[36] Sauder, R.: Underground. Bases and Tunnels. What is the government trying to hide? Adventures Unlimited Press, 1995

[37] Sunday Times vom 11.10.1998: Bericht über einen Ortungs-Chip der Firma Genetics, der ursprünglich vom MOSSAD entwickelt wurde, durch GPS zu lokalisieren und nicht röntgenologisch darstellbar ist

[38] Die französische Sonntagszeitung „Le Journal du Dimanche" berichtete im August 1998, dass israelische Militärs palästinensischen Gefangenen Implantate einpflanzen, um sie nach ihrer Entlassung orten, ggf. auch entsprechend manipulieren zu können

[39] Wie Wikipedia kommentarlos an- und ausführt, wurde die Bezeichnung „Hirnschrittmacher" von „dem spanischen Wissenschaftler Jose Delgado geprägt".

Notabene: Bei Delgado handelt es sich um einen der übelsten, zutiefst in das MK-Ultra-Programm verstrickten Vertreter von Mind Control und Psycho-Chirurgie. Wes (Un-)Geistes Kind Delgado war, lässt sich nachlesen im Untersuchungsbericht des US-Kongresses im Zusammenhang mit der MKUltra-Affäre:

Congressional Record No. 26, Vol. 118, February 24, 1974:
„Wir brauchen ein Programm von Psychochirurgie und politischer Kontrolle unserer Gesellschaft. Der Zweck ist die physikalische

Kontrolle des Geistes. Jeder, der von der gegebenen Norm abweicht, kann operativ verstümmelt werden [Unterstreichung durch den Autor vorliegenden Buches]. Das Individuum mag glauben, die eigene Existenz sei das Wichtigste, aber das ist nur dessen persönlicher Standpunkt … Der Mensch hat nicht das Recht, seinen eigenen Geist zu entwickeln [Unterstreichung durch den Autor]. Diese Art liberaler Orientierung mag anziehend wirken. Wir aber müssen das Gehirn kontrollieren“ [Unterstreichung durch den Autor].

[40] José Delgado, implants, and electromagnetic mind control. https://www.youtube.com/watch?v=23pXqY3X6c8, abgerufen am 18. 10. 2015 (zum berühmten Stierversuch Delgados)

[41] Bewernick, B. H. et al.: Nucleus accumbens deep brain stimulation decreases ratings of depression and anxiety in treatment-resistant depression. Biol Psychiatry. 2010 Jan 15; 67(2): 110-6. doi: 10.1016/j.biopsych.2009.09.013:

“ … While most patients with depression respond to combinations of pharmacotherapy, psychotherapy, and electroconvulsive therapy (ECT), there are patients requiring other treatments. Deep brain stimulation (DBS) allows modulation of brain regions that are dysfunctional in depression. Since anhedonia is a feature of depression and there is evidence of dysfunction of the reward system, DBS to the nucleus accumbens (NAcc) might be promising.”

[42] Schlaepfer, T. E. et al.: Deep brain stimulation to reward circuitry alleviates anhedonia in refractory major depression. Neuropsychopharmacology. 2008 Jan; 33(2): 368-77. Epub 2007 Apr 11

[43] Mayberg, H.S. et al.: Deep brain stimulation for treatment-resistant depression. Neuron. 2005 Mar 3; 45(5): 651-60

[44] Füßler, C.: Stromschläge lindern schwerste Depressionen anhaltend. ZEITONLINE, 8. April 2013, http://www.zeit.de/wissen/gesundheit/2013-04/depression-therapie-tiefen-hirnstimulation, abgerufen am 18.10.2015

[45] Becker, M.: Risiko Neuroimplantate: Mediziner wagen Gehirnoperationen an wachen Patienten. SPIEGELONLINE, 06.06.2012,http://www.spiegel.de/gesundheit/diagnose/risiko-neuroimplantate-mediziner-wagen-gehirnoperationen-an-wachen-patienten-a-836030.html, abgerufen am 18.10. 2015

[46] Delgado, J. M.: Two-way transdermal communication with the brain. Am Psychol. 1975 Mar; 30(3): 265-73

[47] Delgado, J. M. et al.: Intracerebral radio stimulation and recording in completely free patients. J Nerv Ment Dis, 1968(147): 329-340

[48] Lawrence, L.: Were we controlled? University Books, New York, 1967

[49] Thomas, G.: Journey into Madness. Bantam Books, 1989

[50] Jürgenson, J.: Das Gegenteil ist wahr. Band 1. Argo, 2. Auflage 2005, 310 ff.

[51] Fragen im Zusammenhang mit der möglichen Steuerung von Attentätern sind nach wie vor – und in Zeiten globaler Krisen mehr denn je – aktuell:

„Einzeltäter Breivik? Oder was steckt wirklich hinter dem Oslo-Attentat?

… Jetzt steht Anders Breivik in Oslo vor Gericht. Ihm wird vorgeworfen, ungefähr 77 Todesopfer während eines Überfalls letzten Sommer verursacht zu haben. Der Prozess zeigt sich als Medienzirkus. Manche Fragen werden aufgeworfen: Ist der Mann ein Nazi oder nicht? Wahnsinnig oder nicht? Zurechnungsfähig oder nicht? Vielleicht eine wichtige Frage: Ist er ein Patsy oder nicht – ist er also ein Spielzeug in den Händen eines Geheimdienstes oder nicht?" KOPPONLINE vom 20.04.2012, KOPPONLINE vom 20.04.2012, http://info.kopp-verlag.de/hintergruende/enthuellungen/webster-g-tarpley/ einzeltaeter-breivik-oder-was-steckt-wirklich-hinter-dem-oslo-attentat-.html, abgerufen am 18.10.2015, abgerufen am 18.10.

2015

[52] Jürgenson, J.: Das Gegenteil ist wahr. Band 1. Argo, 2. Auflage 2005, 321 f.

[53] Erikkson, P.S.: Neurogenesis in the adult human hippocampus. Nature Medicine, 1998 (4), 1313 ff.

[54] Kempermann, G. und Gage, F. H.: New nerve cells for the adult brain. Scientific American, 1999 (5), 38 ff.

[55] Biotelemetrie (von griechisch.: Bios: Leben; tele: fern, metrein: messen): „Funkübertragung biologischer und medizinischer Messwerte (z. B. von Blutdruck, Körpertemperatur, Herz- oder Hirnströmen; Elektrokardiogramm, Elektroencephalogramm), die durch einen Biosensor in elektrische Signale umgewandelt worden sind; angewandt zunächst vor allem in der Luft- und Raumfahrt; heute von zunehmender Bedeutung auch für die Arbeits- und die Sportmedizin sowie für die Verhaltensforschung (Verhaltensbeobachtung).“ Lexikon der Biologie: Biotelemetrie, http://www.spektrum.de/lexikon/biologie/biotelemetrie/8819, abgerufen am 18.10.2015.

[56] Henning Witte: Gold & Mindcontrol? Dr. Rauni Kilde ist tot. Bewusst.TV vom 18.2.2015, https://www.youtube.com/watch?v=7u9xFz0Thi8, abgerufen am 18.10.2015

[57] Dr. Henning Witte: Skalarwellen. Bewusst.TV vom 21.04.2012, https://www.youtube.com/watch?v=ZIBDkZJNHaY, abgerufen am 18.10.2015

[58] Dr. Rauni Kilde: Vortrag über Mind Control. AZK, https://www.youtube.com/watch?v=KlBIbbEhHOc, veröffentlicht am 25.03. 2014, abgerufen am 18.10.2015

[59] Henning Witte: Mind Control versklavt Körper und Gehirne. https://www.youtube.com/watch?v=lYSvGT8FdTI, abgerufen am 18.10. 2015

[60] Versklavte Gehirne – Heiner Gehring zum Thema Mind Control. https://www.youtube.com/watch?v=eK5FgnFYe6I, abgerufen am 18.10. 2015

[61] Meyl, K.: Skalarwellen-Technik. Indel-Verlag, Villingen-Schwenningen, 3. Auflage 2001

[62] Meyl, K.: Über Kernphysik und Fusion zur Nanotechnologie. Indel-Verlag, Villingen-Schwenningen, 2012

[63] Meyl, K.: Dokumentation 2 zur SkalarwellenMedizin. Indel-Verlag, Villingen-Schwenningen, 2014

[64] Meyl, K.: Skalarwellentransponder. Indel-Verlag, Villingen-Schwenningen, 3. Auflage 2011

[65] Umweltbundesamt, März 2011, http://www.umweltbundesamt.-de/sites/default/files/medien/publikation/long/3574.pdf, abgerufen am 18.10. 2015: Chemtrails – Gefährliche Experimente mit der Atmosphäre oder bloße Fiktion?

„ … Seit in der Zeitschrift Raum & Zeit 127/2004 der Artikel ´Die Zerstörung des Himmels´ erschienen ist, erhielt das Umweltbundesamt (UBA) zahlreiche Anfragen besorgter Bürgerinnen und Bürger zu den so genannten Chemtrails. Dabei soll es sich um angeblich durch Flugzeuge in der Atmosphäre versprühte Chemikalien handeln.

Der Artikel behauptet unter anderem, dass im Rahmen geheimer Projekte der USA militärische und zivile Flugzeuge Aluminium und Bariumverbindungen in die Atmosphäre ausstoßen, aus denen sich diese Chemtrails – ähnlich der Bildung von Kondensstreifen – entwickeln würden. Ziel soll dabei sein, der durch den Menschen hervorgerufenen (anthropogenen) Erwärmung, verursacht durch Emissionen treibhauswirksamer Gase in die Atmosphäre, entgegenzuwirken …

Falls es die so genannten Chemtrails gäbe, müssten beim DLR darüber Informationen vorliegen … Das Hauptquartier der US-Luftwaffe Europa teilte mit, dass es die beschriebenen Projekte bei der US-Luftwaffe weder gibt noch gegeben hat.“

Na denn. Wer´s glaubt wird selig. Und wer´s nicht glaubt kommt auch in den Himmel.

[66] Wikipedia, https://de.wikipedia.org/wiki/RFID, Abruf am 17. 10.2015:

„RFID (engl. radio-frequency identification …[,] ´Identifizierung mit Hilfe elektro-magnetischer Wellen´) bezeichnet eine Technologie für Sender-Empfänger-Systeme zum automatischen und berührungslosen Identifizieren und Lokalisieren von Objekten und Lebewesen mit Radiowellen … RFID-Transponder können so klein wie ein Reiskorn sein und implantiert werden, etwa bei Haustieren oder Menschen … Die Vorteile dieser Technik ergeben sich aus der Kombination der geringen Größe, der unauffälligen Auslesemöglichkeit (z. B. bei dem am 1. November 2010 neu eingeführten Personalausweis in Deutschland) …“

Bemerkenswert. Namentlich, wenn man bedenkt, dass Wikipedia nicht gerade im Verdacht steht, irgendwelchen Verschwörungstheorien anzuhängen.

Natürlich ist das RFID-System keine Einbahnstraße – es lassen sich nicht nur Daten auslesen, selbstverständlich sind die Träger der RFID-Transponder (Chips) durch elektromagnetische Wellen (euphemistisch neutral formuliert) auch entsprechend zu „beeinflussen“.

[67] Was sind Skalarwellen?
http://www.google.de/url?
sa=t&rct=j&q=&esrc=s&source=web&cd=1&sqi=2&ved=0CCAQFjAAahUKEwiTrqeNiY_IAhVJQBQKHbTRCQ8&url=http%3A%2F%2Fwww.iddd.de%2Fumtsno%2Fodpsejm%2FSkalarwellen.pdf&usg=AFQjCNGbOdPThHHZNBr9v3V-

KyL6lK9tSjA&bvm=bv.103388427,d.bGg, Abruf am 17.10.2015

[68] Vortrag Dr. med. Heinz Gerhard Vogelsang: Nano-Chips in Medikamenten. http://www.google.de/url?sa=t&rct=j&q=&esrc=s&source=web&cd=3&sqi=2&ved=0CDAQFjACahUKEwjXnOyoio_IAhVEVRQKHTcbCg8&url=http%3A%2F%2Fwww.flying-elvis.de%2Fpdf%2Fnano-chips.pdf&usg=AFQjCNE5qe12zZxn1qoDeYXPNWtr1B8NwQ&bvm=bv.103388427,d.bGg, Abruf am 17.10.2015

[69] Zu HAARP und seiner Rolle in Mind Control:

Heiliger, M.: Bewusstseinsmanipulation durch ELF-Wellen. http://www.zeitenschrift.com/artikel/min-control-bewusstseinsmanipulation-durch-elf-wellen#.VgOuLMvtmkp, Abruf am 17.10.2015:

„ELF-Wellen … sind elektromagnetische Wellen, deren Frequenz im Bereich unter 100 Hertz (1 Hz = 1 Schwingung pro Sekunde) liegen. Diese Wellen waren zu Anfang unseres Jahrhunderts vom genialen Physiker Nikola Tesla entdeckt worden … Tesla war es gelungen, sich ins Energiefeld, das den Planeten umgibt, einzuklinken und daraus Freie Energie zu beziehen … Zur selben Zeit benutzte er das energetische Feld des Äthers für gewisse Formen der Kommunikation und des Energietransports …"

ELF-Wellen …: „Neue Waffen für Geheimdienste und Militärs, http://www.mind-control-news.de/news/display/2015/5/18/elf-wellen-2-neue-waffen-fuer-geheimdienste-und-militaers/ vom 18. Mai 2015, Abruf am 17.10.2015:

… Riskante Ionosphärenforschung durch HAARP- und EISCAT-Anlagen: Vor allem geht es aber um das höchstumstrittene amerikanische Projekt HAARP, das auch andere Ziele verfolgt außer der Erforschung der Ionosphäre. In der Ausgabe Nr. 83 der Zeitschrift Raum & Zeit, ´Ein Wahnsinnsprojekt aus USA bedroht uns alle´, wird ausführlich darüber berichtet, wie man mit gigantischen Energieschleudern die Ionosphäre erhitzt und sie in einen elektromagnetischen Spiegel umwandelt, um danach mit ELF-Wellen die ganze Erdoberfläche, alle lebenden Systeme und natürlich das menschliche Bewusstsein zu beeinflussen. Auf diesem Wege könnte man Krankheitsmuster elektromagnetisch übertragen, das Wetter beeinflussen Erdbeben auslösen und sogar den Erdpol verschieben."

Wikipedia, https://de.wikipedia.org/wiki/European_Incoherent_Scatter_Scientific_Association#Einrichtungen, abgerufen am 24.09.2015:

„Die European Incoherent Scatter Scientific Association (kurz EISCAT, deutsch etwa „Europäische Vereinigung für Forschung mit inkohärentem Streuradar") ist eine gemeinnützige internationale Forschungsorganisation für die Durchführung von Forschung an der Atmosphäre mittels inkohärentem Streuradar. Sie betreibt entsprechende Forschungsanlagen und stellt sie Wissenschaftlern für ihre Forschung zur Verfügung … Sie betreibt mehrere Forschungsradars nördlich des Polarkreises in Kiruna, in und bei Tromsø, in Sodankylä und in Longyearbyen auf Spitzbergen."

Auf gut deutsch: EISCAT ist die europäische Variante von HAARP.

[70] Jürgenson, J.: Das Gegenteil ist wahr. Band 1. Argo, 2. Auflage 2005, 313

[71] Gafford, R.: The operational use of subliminal perception. Studies in Intelligence, Spring, 1958

[72] Opall, B.: US explores Russian mind control technology. Defences News vom 11.1.1993

[73] Turner, D.: Psycho-Correction: Igor Smirnov and the psychotronic influencing system. Meme, 1998

[74] Jürgenson, J.: Das Gegenteil ist wahr. Band 1. Argo, 2. Auflage 2005, 229 f.

[75] Persinger, M. A.: On the possibility of directly accessing every human brain by electromagnetic induction of fundamental algorithms. Perceptual and Motor Skills, June 1995, 80, 791-799

[76] Frankfurter Allgemeine Zeitung vom 18.11.1986

[77] Encyclopædia Britannica, electromagnetic radiation, http://www.britannica.com/science/electromagnetic-radiation, abgerufen am 11.10.2015

[78] Extremely Low Frequency, Wikipedia, https://de.wikipedia.org/wiki/Extremely_Low_Frequency, abgerufen am 11.10.2015

[79] Mikrowellen, Wikipedia, https://de.wikipedia.org/wiki/Mikrowellen, abgerufen am 11.10.2015

[80] Beim HAARP (High Frequency Active Auroral Research Program), einem militärisch(-zivilen) US-amerikanischen Forschungsprogramm, sollen – so die offizielle Version – Radiowellen zur Untersuchung namentlich der Ionosphäre eingesetzt werden. Trotz aller Beteuerungen der USA, das Programm unterliege nicht der Geheimhaltung und die (tatsächlichen) Absichten des Projekts seien offengelegt, sah sich selbst das Europäische Parlament genötigt, hierzu 1998 eine Anhörung durchzuführen und in einem Beschluss, den es ein Jahr später verabschiedete, sein Bedauern über die Informationspolitik der USA und den Wunsch nach Offenlegung von Hintergründen und Auswirkungen des HAARP-Programms zum Ausdruck zu bringen – s. [81, 82].

[81] BERICHT. 14. Januar 1999 über Umwelt, Sicherheit und Außenpolitik, http://www.europarl.europa.eu/portal/de, abgerufen am 11.10.2015

[82] Resolution on the environment, security and foreign policy. The European Parliament, http://www.europarl.europa.eu/pv2/pv2?PRG=DOCPV&APP=PV2&DATE=280199&DATEF=990128&TPV=DEF&TYPEF=A4&POS=1&SDOCTA=8&TXTLST=1&Type_

Doc=RESOL&PrgPrev=TYPEF@A4%7CPRG@QUERY %7CAPP@PV2%7CFILE@BIBLIO99%7CNUMERO@5%7CYEA R@99%7CPLAGE@1&LANGUE=EN, abgerufen am 11.10.2015

[83] Berlit, P.: Klinische Neurologie. Springer, Heidelberg, 2. Auflage 2006

[84] Grau C, Ginhoux R, Riera A, Nguyen TL, Chauvat H, Berg M, et al. (2014): Conscious Brain-to-Brain Communication in Humans Using Non-Invasive Technologies. PLoS ONE 9(8): e105225. doi:10.1371/journal.pone.0105225

[85] Jürgenson, J.: Das Gegenteil ist wahr. Band 1. Argo, 2. Auflage 2005, 233 ff.

[86] Lin, J. C.: Microwave auditory effects and applications. Thomas Books, Springfield, 1978

[87] Becker, R. O.: Der Funke des Lebens. Pieper, München, 1994

[88] Die amerikanische Botschaft in Moskau wurde von 1953-1975 mit Frequenzen von 600 – 9.500 MHz (Mikrowellen-Bereich) bestrahlt; ein großer Teil der 4.500 untersuchten Botschaftsangehörigen verstarb an Krebs (Jürgenson, J.: Das Gegenteil ist wahr. Band 1. Argo, 2. Auflage 2005, 247).

[89] Hecht, K.: Zu den Folgen der Langzeiteinwirkungen von Elektrosmog. Wirkungen des Mobil- und Kommunikationsfunks. Eine Schriftenreihe der Kompetenzinitiative zum Schutz von Mensch, Umwelt und Demokratie e.V. Heft 6. Herausgegeben von Prof. Dr. med. Karl Hecht, Dr. med. Markus Kern, Prof. Dr. phil. Karl Richter, Dr. med. Hans-Christoph Scheiner. St. Ingbert, 2012

[90] Rubzowa, N. B.: Aktuelle Angaben über die Wirkung von Mikrowellen auf den funktionellen Zustand des Nervensystems. Hygienische Grenzwerte und biologische Einwirkung von Mikrowellenstrahlung. Moskau, Gigienitscheskaja ozenka i biologitscheskoe de-

jstwie prerywistych mikrowolnowych oblutschenij, 1983, Seite 56

[91] Rakitin, I. A.: Klinische Beobachtung des Gesundheitszustands von Frauen, die unter Einwirkung von Radiowellen arbeiten. Trudy Leningradskogo sanitarno-gigienitscheskogo medizinskogo instituta Faktory wne-schnej sredy i tschelowek, 1977, Seite 31

[92] Apparatus for the treatment of neuropsychic and somatic diseases with heat, light, sound and vhf electromagnetic radiation, http://www.google.com/patents/US3773049, abgerufen am 10.10. 2015

DIE PSYCHIATRIE HEUTE – EINE KONTINUITÄT DER ZWANGSPSYCHIATRIE

„´Schizophrenie´ ist eine strategische Bezeichnung. Wie der Begriff ´Jude´ in Nazi-Deutschland. Wenn man nämlich Menschen aus der Gesellschaft ausgrenzen will, muss man dies vor anderen, insbesondere aber vor sich selbst rechtfertigen. Also findet man eine passende Redewendung. Darum geht es bei all den hässlichen psychiatrischen Begriffen – sie sind [nichts anderes als] rechtfertigende Formulierungen, etikettierende Verpackungen für ´Müll´; sie bedeuten: … ´menschlicher Abfall´“ [1].

Psychiatrie und rassistische Ideologien haben eine ähnliche Funktion: Sie sollen kontrollieren und die Ausübung von Gewalt und Herrschaft legitimieren. Dazu muss man Menschen etikettieren. Durch „Diagnosen“. Und seine diese noch so abstrus (s. beispielsweise [2]).

Dadurch macht man Menschen zu Unter-Menschen, zu Un-Menschen, zu Nicht-Menschen. In Psychiatrie wie Rassenideologie. Dadurch erhält man die ideologische Rechtfertigung, Juden und „Asoziale“, Trinker und Homosexuelle, körperlich Behinderte und psychisch Andersartige zu eliminieren. In einer Kaskade der Gewalt und des Irr-Sinns (wohlgemerkt der Täter, nicht der Opfer), die von der Zwangssterilisation bis zu den Gaskammern reichen [3 – 11].

Insofern gibt es einen Zusammenhang zwischen „Eugenik”, systematischer Ermordung von Psychiatrie-Patienten sowie der

Verfolgung und Ermordung anderer (ethnischer, religiöser und/oder sozialer) Opfergruppen [12]: „Wie auf die Sterilisationsgesetze gegen Behinderte die Rassengesetze gegen Juden und Zigeuner folgten”, [ging die] „Tötung von Behinderten” der systematischen Ermordung von Juden, Sinti und Roma voraus [13].

Der systematische Massenmord an Psychiatrie-Insassen während der Nazi-Zeit ist ein trauriger, ist wohl <u>der</u> traurige Höhepunkt in der Geschichte der Psychiatrie. Indes: Die Klassifikation von Menschen nach angeblichen „Geisteskrankheiten“, ihre Ausgrenzung und ihre über die Maßen grausame (und nicht selten tödliche) Behandlung durch die Institution Psychiatrie waren ebenso wenig eine Erfindung der Nationalsozialisten wie „rassistisches” Denken und der Antisemitismus; wie und warum also sollten sie, allesamt, nach 1945 verschwinden?

Die brutalen Methoden, mit denen „Irre“ einstmals „behandelt“ wurden, lassen sich kaum von den berüchtigten Prozeduren in den Kerkern des (europäischen) Mittelalters unterscheiden: Die „traditionelle“ psychiatrische Behandlung zielte auf eine „Heilung” ab, die „primär durch das Hervorrufen von Schmerzempfindungen und Ekelgefühlen sowie durch Ausschaltung des Willens eingeleitet und vollbracht werden soll” [14].

Solch traditionellen Methoden der „Irren“-Tortur (wie Fesseln und Einsperren) sind bis heute aktuell, sie werden lediglich in anderer Form praktiziert: Aus den Ketten des Kerkers wurden die Zwangsjacke von heute sowie die (euphemistisch so genannte sogenannte) Fixierung, aus den Irrenhäusern und Narrenschiffen wurden Heil- und Pflegeanstalten, schließlich moderne Krankenhausabteilungen; Elend und Leid der Patienten blieben gleich [15].

Auf traditionelle „Therapien” wie Rotationsmaschinen, Aufhängen, Entfernen der Klitoris, Beibringen von Verbrennungen, Kälte- und Wärmefolter folgten im 20. Jahrhundert „wissenschaftliche“ Behandlungsmethoden – zunächst, Ende der Zwanziger und in den Dreißigern, verschiedene Formen der Schock-„Therapie“ (Insulin-, Krampfgift- und Elektroschock-„Therapie“), dann die (ebenfalls heute noch angewandte) operative Zerstörung des Gehirns (Lobotomie) [15a] und schließlich, ab den fünfziger Jahren, die „Behandlung” mit (psychiatrischen) Psychopharmaka (d.h. mit Neuroleptika) [16].

Diese Neuroleptika, diese durch psychiatrische Psychopharmaka ausgelöste (vermeintliche) „Revolution” ermöglichte(-n) es der Institution Psychiatrie und ihren Vertretern – zusätzlich begünstigt durch umfassende pseudowissenschaftliche Propaganda und scheinbare Reformen wie die Psychiatrie-Enquete von 1975 sowie durch die sogenannte Sozial-Psychiatrie (als Überbleibsel der NS-Psychiatrie) –, weiterhin „Behandlungsmethoden” anzuwenden, die schwere Schäden, nicht selten den Tod der Patienten zur Folge haben [17, 18].

Die Neuroleptika machten eine äußere, mechanische Fesselung weitgehend überflüssig – und ersetzen sie durch eine innere, biologische, geistige und seelische Knebelung und Verkrüppelung [19].

Dieser Vorgang vollzog sich weitgehend unbemerkt und wurde durch eine geschickte Öffentlichkeitsarbeit der Pharma-Industrie, die in Psychopharmaka zunehmend ihre Cash Cow erkannte, befördert [ibd.].

Im Rahmen dieser Propaganda-Schlacht für die „Segnungen“ der „modernen“ Psychiatrie versuchte man – leider Gottes mit einigem Erfolg –, die Zunft der Psychiater, die zuvor an hinterster Stelle der ärztlichen Hierarchie rangierte, aufzuwerten [20]. Was indes nichts an der Pseudowissenschaftlichkeit ihrer Disziplin ändert.

Gleichwohl ist heute vor allem von (angeblichen) biologischen Ursachen psychischer Störungen die Rede, ebenso von deren Behandlung (allein) durch Psychopharmaka: Es sei die Balance von Neurotransmittern, welche die psychische Befindlichkeit des „gesunden“ wie des „kranken" Menschen bestimme.

Durch fortwährende Wiederholung „erhob“ man solche Aussagen gleichsam zu gesellschaftlichen „Wahrheiten"; verschwiegen wird indes, dass es sich hierbei allenfalls um (zudem schlecht belegte) Hypothesen handelt [21, 22].

Gleichwohl lenken die vollmundigen Behauptungen der „biologistischen“ Psychiater von den verheerenden Praktiken des Psychiatrie-Alltags ab; dieser wird, nach wie vor, durch Zwang und Gewalt bestimmt. Fortwährend steigt die Zahl der Zwangseinweisungen [23]; deren Zahl betrug bereits im Jahr 2000 etwa 140.000 [24]. Besonders oft sind ältere Frauen, jüngere Männer, Arbeitslose und bereits zuvor zwangsweise Hospitalisierte betroffen [25].

Grundsätzlich ist jeder in Gefahr, irgendwann als psychisch krank „diagnostiziert“ zu werden; Psychiater gelten als die (vermeintlichen) Experten, die (angebliche) „Geisteskrankheiten“ bereits dann diagnostizieren können, wenn sie noch gar nicht ausgebrochen sind; Tabus – „Wo man nicht weiter zu fragen wagt oder nicht einmal auf den Gedanken kommt, hat man es mit einem Tabu zu tun“ [26] – verhindern einen ungetrübten Blick auf die Psychiatrie; diese bewegt sich in einem (unter macht- und herrschaftspolitischen Aspekten gewollten) Schonraum; wer die Institution Psychiatrie oder deren Vertreter kritisiert gerät ins gesellschaftliche Abseits.

Insbesondere ist es tabuisiert, von Schädigungen zu sprechen, die durch psychiatrische Zwangsmaßnahmen bewirkt werden – aufgrund willkürlicher Zusammenstellung von Symptomen ist es ein Leichtes, fragwürdige Erkrankungen wie die Schizophrenie zu „diagnostizieren“ [27] und dann die Schäden, die durch deren Behandlung entstehen, als Symptome der Krankheit zu bezeichnen und dadurch Zwangseinweisungen und Zwangsbehandlungen zu rechtfertigen.

„Die Wahrscheinlichkeit, dass eine Pflegerin oder ein Pfleger der Akutpsychiatrie im Laufe der Berufskarriere von einem Patienten tätlich angegriffen wird, liegt bei über 70 Prozent" [28]. „Also noch immer wird dieses üble Bild vermittelt: Es sind die Patienten, die die Pfleger und Schwestern angreifen. Zwang und Gewalt [erfolge] dann von Seiten der Pfleger und Ärzte. Isolierung, Fixierung, Medikation ohne Einwilligung wird, wenn überhaupt davon die Rede ist, als Antwort der Institution auf aggressives Verhalten der Insassen verstanden, als eine die krankhafte Aggression begrenzende Behandlungsmaßnahme“ [29].

Tatsächlich jedoch ist die Aggressivität von Psychiatrie-Patienten (in den allermeisten Fällen) einzig und allein die Reaktion auf das Unrecht, das ihnen widerfährt: Wenn sich jemand gegen Einsperren und Isolation, gegen seine Zwangsverschleppung, gegen die Trennung von seiner Familie, gegen die zwangsweise Verabreichung von „Medikamenten“ (die – meist und zu Recht – als chemische Zwangsjacke empfunden werden), gar gegen die Verabreichung von Elektroschocks wehrt, dann ist dies weder eine Aggression noch ein Krankheitssymptom, vielmehr eine nachvollziehbare, eigentlich selbstverständliche und in höchstem Maße psychisch gesunde Reaktion!

Hier wird die Ordnungsfunktion der Psychiatrie deutlich; Psychiater sind berechtigt, Gewalt und Zwang auszuüben, auch wenn „Patienten“ höchst „normal“ reagieren. Diese Gewalt wird im staatlichen Auftrag ausgeübt; insofern hat die Psychiatrie eine ordnungspolitische Funktion, ähnlich der Polizei, deren Tätigkeit sie erweitert und ergänzt.

Erscheinen staatlich sanktionierte Eingriffe erforderlich, ohne dass der Betroffene eines Deliktes (im strafrechtlichen Sinne) schuldig ist, kommt die Psychiatrie als Ordnungsmacht zum Zuge: „Psychisch Kranke [oder, wie zuvor ausgeführt, Abweichler, politisch Missliebige, Widerspenstige, geistige Aufrührer, Neuerer] sind in rechtsstaatlichen Demokratien die einzigen Menschen, denen die Freiheit entzogen werden darf, ohne dass sie eine Straftat begangen haben" [30].

Insofern hat die Psychiatrie eine doppelte Funktion; sie soll nicht nur (vermeintlich oder tatsächlich) psychisch leidenden Menschen helfen, sie übt auch eine soziale Kontrolle aus und ist zuständig für die Sanktionierung „auffälligen, anstößigen, unberechenbaren, unerwünschten kurz: abweichenden Verhaltens“ [31].

Die Macht von Psychiatern ist gewaltig; vollkommen legal setzen sie sich über den Willen von Menschen hinweg, üben Gewalt gegen sie aus, sperren sie ein, behandeln sie gegen ihren Willen. Diese Gewalt wird von der breiten Masse der Bevölkerung jedoch kaum wahrgenommen, weil sie als Hilfe für die Betroffenen und deren bestmögliche Behandlung verschleiert wird.

Geradezu krakenartig bemächtigt sich die Institution Psychiatrie der Menschen, die ihr einmal anheimgefallen sind – ähnlich der Strafjustiz gibt es in vielen Ländern bedingte Entlassungen (ähnlich der Bewährung im Strafrecht); wer gegen Bewährungs-Auflagen verstößt (beispielsweise, indem er Neuroleptika nicht oder nicht in der ihm aufgezwungenen Dosis einnimmt), muss damit rechnen, wieder hinter Anstaltsmauern zu verschwinden [32].

„Dass in vielen Ländern Zwangsbehandlungen auch außerhalb der Klinikmauern möglich wurden, bedeutet eine dramatische Ausweitung der Ordnungsfunktion der Psychiatrie … Die Sonderstellung der Psychiatrie innerhalb der Medizin wird immer offensichtlicher … Der Übergang zur Strafjustiz wird immer fließender. Das Netz, das der Überwachungsstaat … [flicht], wird immer dichter: Und die Psychiatrie macht mit“ [29].

Besonders gefährdet, in den Klauen der Klauen der Psychiatrie zu landen, sind Menschen, die sich den Kriterien der Zuverlässigkeit, Regelmäßigkeit und Verfügbarkeit – wie diese (jedenfalls im Interesse derer, die von solchen Strukturen profitieren) namentlich im Arbeitsleben erforderlich sind – auf Dauer und mit Nachdruck verweigern; insofern sind Zwangsbehandlungen zweifelsohne auch als Disziplinierung und als Strafe für fortwährend ungebührliches Verhalten zu werten [33].

Das allgegenwärtige Gefälle von Macht (der Psychiater) vs. Ohnmacht (der Psychiatrie-Insassen) führt zu einer existenziellen Traumatisierung letzterer – wann immer, wie immer sie sich wehren, haben sie doch keinerlei Chance, sich zu behaupten: Je mehr sie sich wehren, desto brutaler werden sie traktiert und gequält [34].

„Die traumatisierende Situation erzwingt eine umfassende Reinfantilisierung des Opfers … Die absolute Hilflosigkeit, die existentielle Abhängigkeit … versetzen das Opfer gefühlsmäßig in seine früheste Kindheit zurück; elementarste Kindheitsängste werden wiederbelebt. Die Grenze zwischen Realität und

Phantasie verschwimmt. Das traumatisierte Ich versucht so lange als möglich, verzweifelt daran festzuhalten, dass die aktuelle Wahrnehmung der Realität nur ein böser Traum sei, aus dem es bald wieder erwachen werde … Die Verkennung der Realität [ist] einerseits hilfreich, andererseits äußerst gefährlich; es kann zur totalen Verwirrung kommen.

Das Selbstbild des Opfers gleicht sich dem Fremdbild des Täters an … Damit setzt sich in seinem Innern das vom Verfolger propagierte Feindbild fest … Das geht so weit, dass die Täter gleichsam als Vertreter des Rechts wahrgenommen werden, währenddessen sich die Opfer schuldig und verachtenswert fühlen. Bekannt ist insbesondere das auf Grund der objektiven Gegebenheiten unverständliche Schuldgefühl von ehemaligen KZ-Insassen und [das] von missbrauchten Kindern“ [29].

Viele Opfer fangen an, sich tatsächlich für psychisch krank zu halten; nur dadurch, dass sie die ihnen zugeschriebene Krankenrolle annehmen (was man dann als „Krankheitseinsicht“ bezeichnet), können sie einerseits weiteren, unmittelbaren Übergriffen entgehen und andrerseits Lob und Anerkennung ihrer Peiniger erlangen.

„Zu den beschriebenen psychischen Folgen der Traumatisierung kommen für Psychiatriepatienten erschwerende Begleitumstände hinzu. Bereits im Vorfeld der Zwangseinweisung sind sie durch Konflikte mit Angehörigen, Arbeitgebern usw. vorbelastet. Zudem sind sie den Wirkungen der Neuroleptika, die die intellektuelle Leistungsfähigkeit beeinträchtigen, die Gefühlswahrnehmung unterdrücken, das Auftreten von deliranten Syndromen bzw. toxischen Delirien (Verwirrung, Desorientierung, Halluzinationen) sowie Depressionen und Suizidalität bewirken können, ausgesetzt. Verhängnisvoll ist die Isolation der Betroffenen nach der Zwangsbehandlung. Der damit verbundene Wegfall von Sinnesreizen (sensorische Deprivation) führt zum Auftreten von außergewöhnlichen Bewusstseinszuständen, zu deren Erscheinungsbild Wahrnehmungsverzerrungen und Halluzinationen gehören. Zudem bedeutet die Diagnose – insbesondere wenn sie zum ersten Mal gestellt wird – für die Betroffenen eine schwer zu verarbeitende Erfahrung. Psychiatrische Diagnosen, wie die ´Schizophrenie´, verändern auf einen Schlag das Selbstverständnis und damit die Identität der betroffenen Person. Genau die Symptome also, die Psychiater wegbehandeln wollen – Verwirrung, Halluzinationen und Suizidalität sowie die Hilflosigkeit der Betroffenen – können durch ihre Eingriffe potenziert, chronifiziert, ja sogar erstmals produziert werden. Die Symptome, die als Folge der Zwangsbehandlung auftreten, bestätigen die Diagnose, was die Ausübung der Gewalt rückwirkend legitimiert. So produziert die Psychiatrie denn nach wie vor Phänomene, die sich in die medizinische Wissenschaft integrieren lassen“ [36].

Zwar kann jeder Opfer eines psychiatrischen Zwangseingriffs und seiner Folgen werden; für Angehörige armer und sozial benachteiligter Schichten ist das Risiko indes beträchtlich erhöht; auch sind solche Randgruppen nur bedingt imstande, sich gesellschaftliches Gehör zu verschaffen, und nehmen an dem öffentlichen Diskurs über Gewalt in der Psychiatrie und deren Folgen kaum teil [35].

„Es ist letztlich die biologische Sicht psychischer Störungen, die nach wie vor die Traumatisierung der Betroffenen durch die Ausübung von Zwang und Gewalt in der Psychiatrie verschleiert. Deshalb ist Psychiatriekritik so wichtig, deshalb müssen nicht nur die psychiatrischen Zwangsmassnahmen, sondern auch die Fragwürdigkeit der Grundlagen der biologischen Psychiatrie als Ganzes immer wieder aufgedeckt und möglichst umfassend verbreitet werden“ [29].

Denn es gibt per se weder seelische noch geistige „Krankheiten“; menschliche Gedanken und Gefühle sind allenfalls insofern als „krank“ zu betrachten, als sie nicht den jeweils geltenden Normen entsprechen (die ihrerseits wiederum die je herrschenden gesellschaftlichen Machtverhältnisse und deren ideologischen Überbau widerspiegeln).

Insofern dient psychiatrische Diagnostik nur dazu, zwischen den „Normalen“, per definitionem psychisch Gesunden, und den „A-normalen“, den nicht Angepassten, den Widerspenstigen, den Aufbegehrenden, den Revoltierenden, den Noch-nicht-Gebrochenen, den willenlos im Sinne der je Herrschenden Funktionierenden zu unterscheiden, die man dann als psychisch gesund bezeichnet: Psychiatrie dient also dazu, einen möglichst reibungslosen Ablauf des „öffentlichen Lebens“ zu gewährleisten.

Jegliche psychiatrische „Therapie“ wird mit dem (angeblichen) Wohl des Patienten, also des (gleichwohl unter seinen Peinigern, nicht an seiner vermeintlichen Krankheit) Leidenden begründet, zumindest aber mit dem (vermeintlichen) Wohl eines „höheren“ Ganzen (z.B. der Volksgemeinschaft in der NS-Zeit); so gesehen wird selbst die Euthanasie zur „Heil-Behandlung“.

Thomas Szasz sprach von „The myth of mental Illness“ und bezeichnete die Psychiatrie als Verbrechen gegen die Menschlichkeit [37]; der Irre sei nicht der Sohn des Hexers, aber der Psychiater der Nachfahre des Inquisitors [38].

Foucault entlarvte die Psychiatrie (neben den Gefängnissen) als ein Instrument sozialer Kontrolle, als Überwachungs- und Bestrafungs-System [39].

Ron Leifer, ein Szasz-Schüler, führt aus, dass die Psychiatrie vorgebe, eine medizinische Disziplin zu sein, tatsächlich aber nichts anderes sei als eine Ideologie; der Staat habe kein Recht, Menschen allein deshalb ihrer Freiheit zu berauben, weil sie anders denken, anders fühlen und sich anders verhalten [40].

Cooper zufolge „ist die moderne Psychiatrie ´eines der wichtigsten Repressionsmittel der bourgeoisen Ordnung´ und ´pseudomedizinischer Akt der Aufdeckung falscher Lebensweisen und als Technik ihrer Klassifikation und Korrektur´, ´Hand in Hand mit dem Aufstieg des Kapitalismus´ im 18. Jahrhundert entstanden, ´als Hauptagent der Zerstörung der absurden Hoffnungen, Ängste, Freuden und freudigen Verzweiflung von Menschen, die sich gegen die Gängelung durch dieses System auflehnten.´ Die Psychiatrie werde eingesetzt durch ein staatliches System, ´dem es um die Perpetuierung seiner Arbeitskräfte-Reserven ging und das die Verfolgung der Ungehorsamen als Drohung gebrauchte, um sie konform zu machen oder aus der Gesellschaft zu eliminieren´" [41]. „´Um verstärkt jene Definitionen von Normalität zu reproduzieren, wie sie durch die herrschende Klasse (...) festgeschrieben werde´, würden ´in den kapitalistisch-faschistisch-imperialis-tischen Ländern Massen von Humanwissenschaftlern´ produziert, gemeint sind neben Psychiatern ´Psychologen (...), alle Arten von Lehrern, Reformern und Managern´"[42].

Verrücktheit, so Cooper, sei der Wahn, eine unsagbare Wahrheit in einer unsäglichen Situation zum Ausdruck zu bringen [43]. Der Ver-rückte wolle nein sagen, aber das Nein werde nicht gehört. Jeder Wahn sei eine politische Aussage und jeder Verrückte ein politischer Dissident [44, 45]: „Wenn jemand an einem willkürlich bestimmten Punkt aufhört, den gesellschaftlichen Konventionen zu gehorchen, gilt er sozial als verrückt, und an diesem Punkt in der bürgerlichen Gesellschaft, an diesem Punkt in der Geschichte, kommt der medizinische Apparat ins Spiel. Wenn das abweichende Verhalten nur genügend obskur, genügend unbegreiflich und für den normalen Menschen beängstigend ist ..., wird dem Betreffenden für gewöhnlich das stigmatisierende Etikett ´schizophren´ angeheftet“ [46].

Indes: „Es gibt keine persönlichen Probleme, sondern nur politische Probleme. Aber wir verstehen das ´Politische´ in einem weiteren Sinn, der sich auf die Machtentfaltung in den oder zwischen den sozialen Entitäten bezieht“ [47].

Was als krank, was als gesund angesehen wird, ist (folgerichtig) von der jeweiligen Epoche, Gesellschaft und Kultur abhängig.

Und (heutzutage) sind Psychiater, Psychiatrie-Pfleger, Berufs-Betreuer, Mitarbeiter der Gemeindepsychiatrie u.v.a.m. nicht nur Handlager des staatlichen Repressions-Systems, sondern haben auch ein massives (finanzielles) Eigeninteresse am Fortbestehen etablierter Strukturen.

Ebenso wie die Pharmaindustrie, die seit der Implementierung der Psychopharmaka (namentlich der Neuroleptika) Mitte des 20. Jahrhunderts immer wieder neue Erkrankungen erfindet – derart wurde aus Trauer, Verzweiflung, Hoffnungslosigkeit die endogene Depression, die (angeblich) genetisch prädisponiert und neurobiochemisch bedingt, ergo (ebenso angeblich) nur mit Psychopharmaka zu behandeln ist [48, 49].

Immer neue psychische/psychiatrisch relevante Krankheiten wurden und werden erfunden, um das einträgliche Geschäft am Laufen zu halten und voranzubringen: „Da wird Schüchternheit auf einmal zum Symptom für allgemeine Angststörungen und prämenstruelle Spannungen werden zu einer Geisteskrankheit, der man den Titel ´prämenstruelle disphorische Störung´ verleiht“ [50].

Wie beliebig psychiatrische Diagnosen (angeblicher psychischer Erkrankungen) sind, führte der Postbote Gert Postel anschaulich vor Augen: zum einen als Amtsarzt in Flensburg, dann als psychiatrischer Gutachter und Oberarzt in einer psychiatrischen Klinik nahe Leipzig sowie als Beinahe-Chefarzt in der Forensik erfand er, der nie über eine ärztliche Approbation verfügte, immer wieder neue Diagnosen zu angeblichen Krankheitsbildern, die – Diagnosen wie vermeintliche Erkrankungen – nie hinterfragt wurden [51]: „Wer die psychiatrische Sprache beherrscht, der kann grenzenlos jeden Schwachsinn formulieren und ihn in das Gewand des Akademischen stecken" [52]. „Jede dressierte Ziege kann heute Psychiater werden" [53].

So viel zur medizinischen Qualifikation von Psychiatern (auch aus der Erfahrung eines „Abtrünnigen", der selbst seit 30 Jahren Arzt ist).

Auch die sog. Sozial-Psychiatrie ist mehr als umstritten. (Nicht nur wegen ihrer Rolle in der NS-Zeit; auf diese einzugehen würde indes den Rahmen des vorliegenden Buches sprengen; der Begriff Sozial-Psychiatrie resp. „soziale Psychiatrie" wurde wohl von Kraepelin auf einem Vortrag für die „Deutsche Forschungsanstalt für Psychiatrie" am 9. November 1920 geprägt: „ … uns Ausblicke auf die zukünftige Entwicklung einer Wissenschaft zu gewähren, die wir heute mehr ahnen als kennen, auf eine soziale Psychiatrie" [54].)

Martin Wollschläger schreibt zwar (2001) als Herausgeber des Buches „Sozialpsychiatrie. Entwicklungen – Kontroversen – Perspektiven" in dessen Vorwort [55]:

„Es ist auch heute noch kein sozialpsychiatrischer Paradigmawechsel in Sicht. Im Gegenteil hat alles in der Psychiatrie derzeit Konjunktur, was mit Bio-, Gehirn- und Genforschung zu tun hat … Im Fachdiskurs wie in der Pflichtversorgungspraxis wird unter dem Etikett ′Bio-Psycho-Sozial′ ein trügerisch-friedliches ′Sowohl-als-auch′ gepflegt … Für mich ist der Begriff nicht irgendein Passepartout-Wort für alles Mögliche, für alles ′irgendwie Soziale′ in Theorie und Behandlungspraxis, sondern er steht für einen differenten und dabei perspektivisch um das Sozialwissenschaftlich-psychologische sowie Sozialphilosophische erweiterten Zugang zum Fach bei gleichzeitiger Bedeutungsminderung der naturwissenschaftlich-medizi-nischen Perspektive … Eine Demokratisierung der Psychiatrie durch gesicherte Macht- und Gewaltenteilung mit ihren anderen Disziplinen steht bisher noch aus. Eine so verstandene Sozialpsychiatrie wäre gut unter dem Dach einer anthropologischen Psychiatrie vorstellbar, unter dem Mediziner und Pädagogen, Pflegewissenschaftler und Psychologen, Soziologen, Sozialarbeiter und Sozialpädagogen – und nicht zu vergessen: Angehörige und Psychiatrieerfahrene – eine gemeinsame breite Theoriebildung und die Entwicklung eines ebenso differenzierten Hilfs- und Therapieangebots entwerfen könnten. Eine solche trialogische Entwicklung böte erst die Gewähr, zu einem wirklichen psychiatrischen Paradigmawechsel gelangen zu können, in dessen Folge dann auch der Doppelbegriff Sozialpsychiatrie überflüssig würde.“

Es bleibt indes beim frommen Wunsch. Die Realität sieht wie folgt aus:

„Als ehemalige Mitarbeiterin des Weglaufhauses mußte ich vielfach die Beobachtung machen, wie Menschen, die aktenkundig geworden, ins sozialpsychiatrische Netz geraten und auf die staatliche Finanzierung ihres Wohnraumes angewiesen sind, seitens der Wohnungsämter genötigt wurden, in ′sozialpsychiatrisch betreuten′ Wohneinrichtungen zu leben. Die Bedingung, in solchen Einrichtungen, wie sie auch die Pinel-Gesellschaft betreibt, aufgenommen zu werden und zu wohnen, ist, Psychopharmaka zu konsumieren. Ferner stehen die dort ´Betreuten´ unter ständiger Überwachung und wenn sie psychiatrisch zu auffällig oder zu lästig werden, wird der sozialpsychiatrische Dienst gerufen und sie werden, bis sie wieder ruhiggestellt sind und ´funktionieren´, in eine stationäre psychiatrische Anstalt verbracht“ [56].

Artikel 2, Absatz 2 GG und Artikel 104, Absatz 1 GG garantieren (jedenfalls auf dem Papier) wie folgt:

„Jeder hat das Recht auf Leben und körperliche Unversehrtheit. Die Freiheit der Person ist unverletzlich. In diese Rechte darf nur auf Grund eines Gesetzes eingegriffen werden“

sowie

„Die Freiheit der Person kann nur auf Grund eines förmlichen Gesetzes und nur unter Beachtung der darin vorgeschriebenen Formen beschränkt werden. Festgehaltene Personen dürfen weder seelisch noch körperlich mißhandelt werden.“

Wer indes – als Arzt, Patient oder sonst wie Betroffener – je eine psychiatrische Institution von innen erlebt hat, kann nur verzweifelt-sarkastisch lachen ob der Behauptung, dass Psychiatrie-Patienten nicht misshandelt würden!

„Gerechtfertigt“ durch Gesetze wie das PsychKG (Psychisch-Kranken-Gesetz) oder durch die Gesetze des Betreuungsrechts und des „Maßregelvollzugs“ (nach § 63/ § 64 StGB – Forensische Psychiatrie) werden mehr oder weniger alle Grundrechte von Psychiatrie-Patienten außer Kraft gesetzt, z.B.

- das Recht auf Menschenwürde (Art.1, Abs. 1 GG) durch Zwang, Entmündigung (heute euphemistisch Betreuung genannt), durch menschenunwürdige Behandlung und Stigmatisierung

- das Recht auf körperliche Unversehrtheit und Freiheit der Person (Art. 2, Abs. 2 GG) durch Körperverletzung infolge vorgeblicher medizinischer Behandlung und durch Freiheitsberaubung (Zwangseinweisung und Zwangsverwahrung)
- das Recht auf die freie Entfaltung der Persönlichkeit (Art. 2, Abs.1 GG), das Recht auf Meinungs- und Glaubensfreiheit (Art. 4, Abs. 1 GG) und das Recht auf freie Meinungsäußerung (Art. 5, Abs. 1 GG), weil Patienten nur das meinen, glauben und äußern dürfen, was die (ärztlichen und nicht-ärztlichen) Psychiatrie-KZ-Wärter (bei entsprechender Bestrafung im Falle der Nicht-Beachtung) als den rechten Glauben vorgeben, wodurch der Anspruch auf freie Entfaltung der Persönlichkeit ins Groteske verzerrt wird
- das Recht auf Gleichheit vor dem Gesetz (Art. 3, Abs. 1 GG) und das Recht auf Freiheit vor Diskriminierung (Art. 3, Abs. 3 GG), weil Psychiatrie-Patienten fortwährend Sonderbehandlungen erfahren und massive Übergriffe erleiden, die in höchstem Maße diskriminierend sind
- das Briefgeheimnis sowie das Post- und Fernmeldegeheimnis (Art. 10, Abs. 1 GG), weil Post und Telefonate von Psychiatrie-Insassen kontrolliert, ggf. zensiert und durchaus auch vollständig verboten werden
- die Grundrechte, die das persönliche Eigentum und die freie Wahl des Wohn- und Aufenthaltsrechts bestimmen, und zwar insofern, als im Falle einer „Betreuung“ (d.h. Amts-Vormundschaft) die „Betreuten“ (will meinen „Enteigneten“) ganz und gar (und meist mehr als ein kleines Kind) von ihren „Betreuern“ abhängig sind.

Wie schnell wirklich jeder in der Psychiatrie landen kann, zeigt der allseits bekannte Fall „Gustl Mollath: „(M)eine unglaubliche Geschichte oder: wie es einer Bank mit Regierungsbeteiligung fast gelungen wäre, Schwarzgeldverschiebungen zu vertuschen, und wie einer ihrer Kritiker ohne Lobby über den Missbrauch forensischer Psychiatrie und fachlicher Gutachten fast mundtot gemacht worden wäre“ [57].

Oder auch der Fall meiner verstorbenen (will meinen: ermordeten) Frau, bekannte Philosophin, (promovierte) Germanistin und Theologin, Mitglied der Akademie der Wissenschaften (die, zusammen mit mir, dem Medizinisch-Industriellen Komplex in die Quere kam – [58]).

„An dieser Stelle muß – im Unterschied zu dem, was erfahrungsgemäß von Unkundigen angenommen wird – klargestellt werden, daß nach diesem Kriterium ein Freiheitsentzug vorgenommen wird, ohne daß ein Straftatbestand vorliegt. Wäre letzteres der Fall, dann würde der oder die Betreffende, in Folge von Verurteilung nach dem Strafgesetz, in eine Justizvollzugsanstalt oder in eine Anstalt des Maßregelvollzugs … eingesperrt werden. Auch ein Selbsttötungsversuch, der häufig Anlaß für eine Unterbringung ist, ist kein Straftatbestand! Selbsttötung und ′Selbstschädigung′ im Allgemeinen ist das Recht jedes freien Bürgers. Abgesehen davon ist es, ebenso wie das eigene Wohl, subjektive Definition, was ′Selbstschädigung′ sein solle. ′Selbst- oder Fremdgefährdung aufgrund psychischer Krankheit′ ist kein Tatbestand, sondern basiert auf einer Mutmaßung, drastischer ausgedrückt, auf der Spekulation, die betroffene Person könne in Zukunft, da sie angeblich geistig oder seelisch ′krank′ sei, Andere oder sich selber schädigen“ [59].

Zwar findet vor Fassung des Unterbringungsbeschlusses eine richterliche Anhörung statt (die Zwangseinweisung als solche erfolgt meist im Rahmen einer sog. „Gefahr im Verzug“, also als Polizeimaßnahme ohne jegliche richterliche Legitimation!), diese Anhörung jedoch ist – bei Lichte betrachtet – in den allermeisten Fällen eine Farce.

Denn in der Praxis erfolgt die Anhörung, nachdem die Patienten schon zwangsweise untergebracht wurden; sie werden mit Gewalt festgehalten, stehen mit großer Wahrscheinlichkeit unter Drogen (Medikamente genannt) und sind bereits mit einer psychiatrischen Diagnose als „psychisch krank", „unzurechnungsfähig", „nicht einsichtsfähig" und dergleichen mehr stigmatisiert; ich selbst habe in meiner Zeit als Arzt in der Psychiatrie kein einziges Mal erlebt, dass der befindende und beschließende Richter (der im Übrigen fachfremd und vermeintlich hochwissenschaftliche Diagnosen zu hinterfragen gar nicht imstande ist) ein ärztliches Urteil nicht übernommen und die Zwangsunterbringung verweigert hätte. Die Richter werden sich immer auf die „sichere Seite" stellen und dem ärztlichen (Fehl-) Gutachten folgen. Diese Erfahrung deckt sich auch mit der Einschätzung der Jury des „Foucault - Tribunal zur Lage der Psychiatrie 1998" [60].

„Unaufschiebbare Behandlungsmaßnahmen" habe der „Untergebrachte zu dulden" (§ 30, Abs. 2, Berliner PsychKG), „soweit sie sich auf die Erkrankung, die zu seiner Unterbringung geführt hat, beziehen" (§ 30, Abs. 2, Berliner PsychKG). „Ärztliche Eingriffe und Behandlungsverfahren", die mit einer „erheblichen Gefahr" für das Leben oder die Gesundheit verbunden sind (§ 30, Abs. 3, Berliner PsychKG) resp. „die Persönlichkeit in ihrem Kernbereich verändern können" (Art. 13, Abs. 3, Satz 1, Bayrisches Unterbringungsgesetz) – also beispielsweise die „Behandlung" mit Neuroleptika oder durch Elektroschocks – sind „nur mit rechtswirksamer Einwilligung des Untergebrachten oder, falls er die Bedeutung und Tragweite des Eingriffs und der Einwilligung nicht beurteilen kann", des gesetzlichen Vertreters für die Personensorge erlaubt (§ 30, Abs. 3, Berliner PsychKG).

Mit anderen Worten: Im Allgemeinen entscheidet der bestellte (personensorge-berechtige) Berufsbetreuer (der natürlich nicht das geringste Interesse hat, mit den Ärzten/Richtern in den Clinch zu gehen und selbst fach-inkompetent ist), ob sein Schützling(?) nach Vorschlag des behandelnden Psychiaters gefoltert wird. Selbstverständlich nur zu dessen, des Betreuten, Wohl.

„Entrechtung, Entmündigung, Etikettenschwindel, Euphemismen: Der andere Eckpfeiler psychiatrischer Zwangsmaßnahmen ist die rechtliche ′Betreuung′ Erwachsener, zivilrechtlich geregelt durch §§ 1896 ff. des Bürgerlichen Gesetzbuchs … Der Begriff ′Betreuung′ löste 1992 die ′Vormundschaft′ in einer angeblichen Reform des Rechts ab, doch diese war … ′gescheitert′ … und eine ′Mogelpackung′, oder, wie es in einem Flugblatt eines Bündnisses von GegnerInnen der Zwangsbetreuung steht, ′Etikettenschwindel ums Ganze′. Mit dem neuen Betreuungsrecht wurde verschleiert …, daß sich am Sachverhalt im Wesentlichen nichts geändert hat: Entmündigung und Entrechtung der Betroffenen bleiben bestehen“ [61].

Weil psychisch „Kranke“ zwar einen natürlichen Willen, jedoch (ob eben ihrer „Erkrankung“) keinen freien Willen haben (juristische Spitzfindigkeit), können sie die Bestellung eines Betreuers nicht ablehnen – der Betreute ist dem ihm zugeteilten Betreuer und den Ärzten bedingungslos ausgeliefert! Betreuer können im Rahmen der Betreuungs-Bereiche durchaus gegen den Willen des Betreuten entscheiden, müssen diesen nicht einmal über die Entscheidung informieren (§ 1901 BGB, Absatz 3: „ … ehe der Betreuer wichtige Angelegenheiten erledigt, bespricht er sie mit dem Betreuten, sofern dies dessen Wohl nicht zuwiderläuft“). Und was „dessen Wohl … zuwiderläuft“, entscheidet der Betreuer (so dass sich die Katze in den Schwanz beißt).

Derart können Betreuer bestimmen, wo der Betreute zu wohnen hat, sie können beispielsweise sein Haus verkaufen und ihn in ein Heim stecken (die Fälle, wie sich Betreuer derart bereichert haben, sind Legion), sie können über jegliche medizinische Behandlung des Betreuten entscheiden, auch darüber, ob dieser sich ggf. einer lebensgefährlichen Operation unterziehen muss, ob er beispielsweise im Falle einer Krebsbehandlung zwangsweise behandelt, ob er wieder in eine psychiatrische Klinik zwangseingewiesen wird und dergleichen mehr [62].

Die Betreuer entscheiden darüber, wie das Vermögen des Betreuten verwaltet und ggf. verwertet wird, sie entscheiden letztlich über alles und jedes, dem Missbrauch ist Tür und Tor geöffnet (auch wenn die Entscheidungen in bestimmten Fällen dem Vorbehalt der Vormundschaftsgerichte unterliegen [63], die im Allgemeinen jedoch so ziemlich alles absegnen) – dies hat selbst in bürgerlichen Kreisen zu immer mehr Unmut geführt [64].

Psychiatrische Patienten im Maßregelvollzug (von Menschen, die sich durchaus auch kleinerer Straftaten wie Eigentumsdelikten oder Sachbeschädigung schuldig gemacht haben, bis zu Kapital-Verbrechern, die gleichwohl allesamt als „schuldunfähig“ im Sinne des § 20 StGB [„Schuldunfähigkeit wegen seelischer Störungen“] diagnostiziert wurden), solche Patienten in psychiatrischen Strafanstalten (gem. § 63 StGB) werden im Allgemeinen viel härter als „normale“ Strafgefangene bestraft.

Zum einen werden ihnen Psychopharmaka und die sonstigen Segnungen der „modernen Psychiatrie“ aufgezwungen [65]:
“Fünf Pfleger stürmen die Zelle, halten mich fest, ziehen mir die Hosen runter. Der Arzt spritzt mich dann mit drei mltr Haldol oder mehr ab, ich kann das nicht kontrollieren. Ich versuche mich während der ganzen Prozedur so gut es geht zu weh-

ren. Ohnmächtige Wut, weil es mir nicht gelingt, mich zu verteidigen. Jede Spritze macht den Körper ein Stück mehr kaputt. Ich kann zusehen wie mein ehemals gesunder Körper nach und nach völlig entstellt und kaputtgemacht wird … Die Zerstörung des Körpers ist das eigentliche Ziel … Die Schergen wollen, daß ich das Zeug freiwillig einnehme, wie alle hier. Das wird ihnen nicht gelingen. Neuroleptika wirken wie eine ständige Fessel. Mit dieser Fessel versprechen sie uns die Freiheit. Ständig gefesselt und körperlich völlig kaputt sind wir dann auch nicht mehr ´gefährlich´. Jeder Gutachter wird uns bescheinigen, daß wir krank sind und betreut werden müssen."

„Die Spritzen haben eine verheerende Wirkung auf Körper und Geist. Ich habe keine Phantasie mehr. Meine Musikalität und Sexualität sind völlig zerstört … Damit das alles geht, haben sie mir einen Betreuer vor die Nase gesetzt. Der Betreuer stimmt allem zu, was ich ablehne, also auch der Zwangsbehandlung. Wenn er das nicht macht, wird er abgelöst von einem Betreuer, der alles absegnet, was die Ärzte von ihm wollen" [66].

Zum anderen droht Psychiatrie-Insassen, dass sie (wesentlich) länger weggesperrt werden als „normale" Strafgefangene. Gemäß [67] saß ein Psychiatriepatient 23 (!) Jahre im Maßregelvollzug – wegen Eigentumsdelikten und Sachbeschädigung.

Denn in der forensischen Psychiatrie entscheiden psychiatrische Gutachten darüber, ob ein Insasse entlassen wird. So kann ein Minimaldelikt im Extremfall lebenslänglich bedeuten. Weggesperrt, „vergessen" oder als „gefährlich" (für wen oder was?) begutachtet, in der Psychiatrie gestorben? Das hängt nur vom „fachlichen" Urteil des Psychiaters (oder seiner Willkür) ab [68]! Kaum nachzuvollziehen, aber vieltausendfache Realität.

Auch ist mit klarem Menschenverstand nicht zu begreifen, weshalb dieselbe Vorgehensweise für den Fall, dass sie gegenüber politischen Gefangenen angewendet wird, als geächtete Folter gilt, im Psychiatrie-Alltag indes weltweit als „state of the art“, als Behandlungsmethode lege artis gilt:

„Viele Dissidenten in der früheren Sowjetunion wurden u.a. mit den Neuroleptika Chlorpromazin (Largactil) und Haloperidol (Haldol) ′behandelt′. Auch in vielen Gefängnissen der ganzen Welt werden diese Medikamente eingesetzt … Werden psychiatrische Behandlungsmethoden ausserhalb der psychiatrischen Anstalt (oder der Praxis des Psychiaters) angewendet, funktionieren sie nicht mehr als ′Therapie′ sondern klar erkennbar als Folter. Wie ist das zu erklären?

In der Sicht der offiziellen Psychiatrie wird der zwangseingewiesene ′Patient′, der gegen seinen ausdrücklichen Willen Neuroleptika gespritzt erhält, ′behandelt′. Gleichzeitig vertreten viele PsychiaterInnen die Auffassung, dass es einen schweren Missbrauch ihres Berufsethos′ bedeutet, wenn politische Gefangene gegen ihren erklärten Willen Neuroleptika zu sich nehmen müssen. Doch so grundsätzlich verschieden, wie das auf den ersten Blick erscheinen mag, sind diese beiden ′Behandlungen′ nicht. Die Dissidenten der Sowjetunion setzten sich über soziale Normen hinweg. Ihr Verhalten könnte mit guten Gründen als uneinfühlbar und ′asozial′ bezeichnet und folglich psychiatrisiert werden. Es ist somit ein Gemeinsames zwischen der ′Behandlung′′ der ′geisteskranken′ Insassen unserer Anstalten und derjenigen der sowjetischen Dissidenten gegeben … der Betroffene soll falschen, kritischen und subversiven Ansichten abschwören und konforme übernehmen. Gehirnwäsche also hier wie dort” [69].

Die zuvor genannte Behandlung mit Neuroleptika ist nur ein

Beispiel, pars pro toto, für das Folter-Instrumentarium der Psychiatrie (also einer Disziplin der offiziellen Schulmedizin!).

Mittlerweile feiert auch die Elektroschock-„Therapie" (beschönigend, weil derart „wissenschaftlich" klingend, von den Psychiatrie-Folterknechten selbst Elektrokonvulsionstherapie genannt), so also feiert auch die EKT (Elektrokrampftherapie) fröhlich Urstände; ihr Indikationsbereich wird zunehmend auf alles und jedes ausgedehnt und dadurch so weit, dass jeder, der sich in die Fänge der Psychiater begibt – die sich, diabolisch-geschickt, wie sie sind, seit einiger Zeit „Arzte für Psychiatrie und Psychotherapie" nennen (dürfen); als ob ersteres auch nur das Geringste mit letzterem zu tun hätte – , so dass also jeder, der unwissend und arglos sich der Obhut dieser Menschen ausliefert, die keinerlei Scham empfinden, sich Ärzte zu nennen (s. den Hippokratischen Eid!), so dass jeder, der sich wegen eines (durchaus kleinen) psychischen Problems vertrauensvoll an einen vermeintlichen Fachmann wendet, den man Psychiater nennt, Gefahr läuft, Schaden an Geist und Seele, an Leib und Leben zu nehmen [70].

In dem Artikel „Elektrokonvulsionstherapie an der Klinik für Psychiatrie und Psychotherapie der Universität München" [70; s. auch 71] werden als Indikationen für eine Elektroschock Therapie genannt:

Organische Psychische Störung, Demenz, Schizophrenie, schizotype Störung, schizoaffektive Störung, Manie, bipolare affektive Störung, Depressive Episode, rezidivierende depressive Störung, anhaltende affektive Störung, Zwangsstörung, Persönlichkeitsstörung und Tic- Störung.

Unter diese „Diagnosen" lassen sich nahezu alle psychischen Störungen, aber auch (banalste) Störungen der psychischen Befindlichkeit subsumieren; folglich läuft jeder, der sich (freiwillig oder unfreiwillig) in die „Obhut“ der Psychiatrie begibt, Gefahr, Opfer einer Elektroschock-Behandlung zu werden. Denn: „Die Unterscheidung zwischen ´normal´ und ´abnorm´ kann nur der Psychiater treffen“, so der (NS-Jugend-)Psychiater Villinger [73]. S. hierzu auch [74].

Folgerichtig resümieren die Autoren des Artikels über die Elektrokonvulsionstherapie [70]: „…findet eine immer stärkere Selektion der eingewiesenen Patienten mit immer höheren Anteilen an pharmakoresistenten Störungsbildern statt. Demzufolge muß auch die Indikation zur Durchführung einer EKT immer häufiger gestellt werden.“ Und weiterhin [ibd.]: „Es ist eher als bedenklich und unethisch anzusehen, Patienten diese Behandlungsmöglichkeit vorzuenthalten. Die vermutete deutschlandweite Zunahme dieses Therapieangebots ist daher vermutlich Ausdruck souveränen Handelns der behandelnden Ärzte, sich weniger von dem oft verzerrten Menschenbild zur EKT in der Öffentlichkeit irritieren zu lassen. Dies dient dem Wohl ihrer Patienten und kann womöglich auch helfen, den Anteil therapieresistenter Störungsbilder insgesamt zu verringern.“

In orwellscher Diktion würde man eine solche Aussage als „Neusprech“ bezeichnen: „Neusprech bezeichnet die vom herrschenden Regime vorgeschriebene, künstlich veränderte Sprache. Das Ziel dieser Sprachpolitik ist es, die Anzahl und das Bedeutungsspektrum der Wörter zu verringern, um die Kommunikation des Volkes in enge, kontrollierte Bahnen zu lenken. Damit sollen sogenannte Gedankenverbrechen … [un-]möglich werden. Durch die neue Sprache bzw. Sprachregelung soll die Bevölkerung so manipuliert werden, dass sie nicht einmal an Aufstand denken kann, weil ihr die Wörter dazu fehlen“ [72].

Und Neusprech ist dringend erforderlich angesichts der sich gegenwärtig vollziehenden globalen Umwälzungen: „Hypostasierung gesellschaftlicher Verhältnisse durch ´ewige Naturgesetze´, Kontrolle der Überflüssigen sowie Pathologisierung derer, die, aus welchen Gründen auch immer, Anpassungsleistungen an soziale Erwartungen nicht erbringen. Integration in die Gesellschaft über die Aussicht einer produktiven und angepassten bürgerlichen Existenz ist angesichts von Massenarbeitslosigkeit keine gangbare Strategie sozialer Befriedung. In dem Maße, in dem mehr und mehr ´überflüssige´ Menschen produziert werden, stellt sich die Frage nach wirksamer sozialer Kontrolle derer, die ohnehin nichts zur Reproduktion von Staat und Kapital beitragen können. Die gegenwärtige Renaissance der Sicherungsverwahrung ist hiervon Zeugnis" [75].

Um indes „Störenfriede" (in Psychiatrie und Sicherungsverwahrung) sicher verwahren zu können, ist es erforderlich, die Bevölkerung möglichst umfassend zu kontrollieren: Der frühere Staatspräsident Sarkozy plante deshalb, das französische Volk – ab einem Alter von 3 Jahren sowie in toto! – durch Psychologen und Sozialarbeiter eingehend überwachen sowie medizinisch-psychologischen Tests unterziehen zu lassen und auch und bereits Kinder entsprechenden Maßnahmen zu unterwerfen, um diese dann – sofern im Sinne der „Staatsräson" erforderlich – in „pädagogische" Sondereinrichtungen oder in die (Kinder- und Jugend-)Psychiatrie (zwangs-)einzuweisen [76].

So schließt sich der Zirkel zwischen Mind Control und Psychiatrie, zwischen „Prävention" und (Zwangs-)Therapie, zwischen gesellschaftlichen Herrschaftssystemen und der (Schul-)Medizin als deren willfährigem Helfer.

Und zur Durchsetzung jeweiliger Herrschaftsinteressen ist die Psychiatrie (in der abartigen, menschenunwürdigen, ganz und gar un-ärztlichen Form, wie sie im Rahmen der Schulmedizin betrieben wird) ein wahrlich mächtiges Schwert:

„Der Elektroschock wirkt auch deshalb, weil er Angst und Schrecken verbreitet. Es ist so, wie einer meiner guten Freunde, den man elektrogeschockt hat, gestern zu mir gesagt hat: ′Nach dem ersten Schock hätte ich alles getan, um entlassen zu werden. Ich machte dann alles, was sie von mir wollten′" [77].

Sieht so die Freiheit, unsere Freiheit, unsere ach so freiheitliche Ordnung aus?

Flugzeugträger und Drohnen im Nahen und Mittleren Osten und überall auf der Welt, wo die Interessen der je Herrschenden bedroht sind? Psychiatrie-Folter (in all ihren Formen) gegen „Feinde“ im Innern? Mind-Control, Unterdrückung, Unterwerfung? Die „moderne“ (Schul-) Medizin willfährig im Dienste solcher Interessen?

„In alle Häuser, in die ich komme, werde ich zum Nutzen der Kranken hineingehen, frei von jedem bewussten Unrecht und jeder Übeltat …“, so der Hippokratische Eid.

Und weiterhin:

"ρκον μὲν οὖν μοι τόνδε ἐπιτελέα ποιέοντι, καὶ μὴ ξυγχέοντι, εἴη ἐπαύρασθαι καὶ βίου καὶ τέχνης δοξαζομένῳ παρὰ πᾶσιν ἀνθρώποις ἐς τὸν αἰεὶ χρόνον. Παραβαίνοντι δὲ καὶ ἐπιορκοῦντι, τἀναντία τουτέων.“

„Wenn ich diesen Eid erfülle und nicht breche, so sei mir beschieden, in meinem Leben und in meiner Kunst voranzukommen, indem ich Ansehen bei allen Menschen für alle Zeit gewinne; wenn ich ihn aber übertrete und breche, so geschehe mir das Gegenteil."

Insofern kann ich für viele Ärzte – trotz alledem und alle dem – nur hoffen, das, was sie anderen Menschen antun, möge nicht auf sie selbst zurückkommen.

---

[1] Interview: Thomas S. Szasz, M.D. New Physician, 1969, 18 (June), 453-461, 476 – Übersetzung durch den Autor des hier vorliegenden Buches

[2] Richard A. Huthmacher: Dein Tod war nicht umsonst. Ein Tatsachen- und Enthüllungsroman. Norderstedt bei Hamburg, 2014

[3] Im Geiste solch rassistischer und sozialdarwinistischer Ideologien wird die Fortpflanzung „Gesunder" begünstigt (s. beispielsweise die Idee des Lebensborn [4]) sowie die Reproduktion „Kranker", beispielsweise durch Zwangssterilisation und Euthanasie, verhindert (ευ: gut, angenehm; θάνατος: Tod) – welch Blasphemie.

Oft beziehen sich Rassehygieniker – ebenso gerne wie zu Unrecht – auf die Vorstellungen philosophischer „Klassiker", beispielsweise auf die von Platon (πολιτεία) oder Thomas Morus (Utopia); die machtpolitischen Aspekte eugenischer und rassehygienischer Ideologien (und deren Umsetzung durch eine verschwindend kleine herrschende Schicht) lassen sich z.B. bei Michel Foucault nachlesen; sie werden von ihm als Bio-Politik bezeichnet [5].

Selbst in sozialdemokratischen/sozialistischen Kreisen war die Eugenik ein Thema; so gilt Alfred Grotjahn, in der Weimarer Republik SPD-Politiker und Hochschullehrer, nicht nur als Begründer der Sozialhygiene, sondern auch als spiritus rector einer „sozialistischen Eugenik", die, wenn auch nur als „ultima ratio", Anstaltsunterbringung und eugenisch begründete Zwangssterilisation vorsah [6].

„Zwangssterilisation in den USA: Die verdrängte Schande“ titelte SPIEGELONLINE zu diesem Thema [7]:

„Mehr als 60.000 Amerikaner wurden im 20. Jahrhundert auf Geheiß des Staates zwangssterilisiert. Die Nazis nahmen sich das schreckliche Eugenik-Programm zum Vorbild, das erst 1981 endgültig auslief. Jetzt erhalten die Opfer Wiedergutmachung. Vielleicht.
Fast 44 Jahre ist es her, doch Elaine Riddick kommen immer noch die Tränen … Ihre Stimme bebt: ´Sie haben mich aufgeschnitten wie eine Sau!´
Riddick war kein Einzelfall. Mehr als 60.000 Amerikaner wurden zwischen 1907 und 1981 zwangssterilisiert. Die Begründung der Behörden: Sie seien geisteskrank, gemeingefährlich, der Fortpflanzung unwürdig. Zum Höhepunkt der sogenannten Eugenik-Bewegung gab es Sterilisierungsgesetze in 32 US-Bundesstaaten …
Sozialarbeiter entschieden auf eigene Faust, wer unters Messer kam. Leiten ließen sie sich dabei von rassistischen Vorurteilen und meist fehlerhaften Intelligenztests.
Fast die Hälfte der Sterilisierten in North Carolina waren Angehörige von Minderheiten, die meisten waren Afroamerikaner. 85 Prozent waren Frauen und Mädchen, das jüngste Opfer war erst zehn. Mehr als zwei Drittel der Sterilisierungen erfolgten in den Nachkriegsjahren.
Die Ideologie stammte aus dem 19. Jahrhundert. US-Wissenschaftler behaupteten, soziale Probleme wie Armut und Kriminalität seien vererblich: Die ´anglo-amerikanische Rasse´ müsse davor geschützt werden. Eltern mit ´guten Genen´ wurden ermutigt, Kinder zu zeugen, ´Minderwertige´ dagegen daran gehindert – Behinderte, Alkoholiker, Prostituierte, Obdachlose, Straffällige …
Harry Laughlin, der langjährige Chef-Eugeniker der USA, propagierte die Eingriffe auch als Waffe gegen ´moralisch und intellektuell minderwertige´ Immigranten aus Europa, die angeblich den US-Genpool vergifteten …
Da horchten selbst die Nazis in Deutschland auf: Die amerikanischen Sterilisierungsprogramme beeinflussten sogar die Nürnberger Rassengesetze. Die Universität Heidelberg verlieh Laughlin 1936 den Ehrendoktor.“

Zwangssterilisationen aus eugenischen Gründen gab es beispielsweise auch in – dem ach so fortschrittlichen – Schweden, und zwar bis weit in die Siebziger des vergangenen Jahrhunderts [8]; auch in Dänemark und Finnland wurden (ebenfalls bis in die späten Siebziger) insgesamt mehrere Zehntausende zwangsweise sterilisiert [9].

In Deutschland machte in der Nachkriegs-Ära eine Vielzahl von Eugenikern (als Humangenetiker) Karriere, besetzte beispielsweise Medizin-Lehrstühle; allein an der Uniklinik in Münster wurden vier vormalige Eugeniker Dekan, darunter Otmar Freiherr von Verschuer; einer seiner Doktoranden war Josef Mengele gewesen [10].

Nach Schätzungen des Bundesjustizministeriums (!) wurden bis 1992 in der Bundesrepublik jährlich (!) 1.000 „geistig behinderte" Frauen ohne ihr Einverständnis oder gegen ihren dezidierten Willen zwangssterilisiert [11].

[4] Baumann, A. und Heusler, A. (Hrsg.): Kinder für den „Führer", Der Lebensborn in München. Schiermeier, München, 2013

Heidenreich, G.: Das endlose Jahr. Die langsame Entdeckung der eigenen Biographie. Ein Lebensbornschicksal. Scherz, Bern, 4. Auflage 2002

Olsen, K.: Vater: Deutscher. Das Schicksal der norwegischen Lebensbornkinder und ihrer Mütter von 1940 bis heute. Campus, Frankfurt, 2002

[5] Foucault, M.: Leben machen und sterben lassen. Die Geburt des Rassismus. In: Reinfeldt, S., Schwarz, R. und Foucault, M.: Bio-Macht. Edition DISS, 1992, 27-50

[6] Schwartz, M.: Sozialistische Eugenik: eugenische Sozialtechnologien in Debatten und Politik der deutschen Sozialdemokratie 1890–1933. J.H.W. Dietz Nachfolger, 1995

[7] SPIEGELONLINE vom 05.01.2012: Zwangssterilisation in den

USA: Die verdrängte Schande, http://www.spiegel.de/panorama/zwangssterilisation-in-den-usa-die-verdraengte-schande-a-806709.html, abgerufen am 27.09. 2015

[8] Jackson, E.: Regulating Reproduction. Hart, Oxford, 2000

[9] Clees, E.: Zwangssterilisationen in Skandinavien: Weitverbreitete Ideologie der Eugenik. In: Deutsches Ärzteblatt, 1997, 94(40): A-2551 / B-2176 / C-1931

[10] Benzenhöfer, U. (Hrsg.): Mengele, Hirt, Holfelder, Berner, von Verschuer, Kranz: Frankfurter Universitätsmediziner der NS-Zeit. Verlag Klemm & Oelschlägel, Münster, 2010

[11] Faber, B.: Eugenik, Sterilisation, fremdnützige Forschung. In: Einmischen Mitmischen. Informationsbroschüre für behinderte Mädchen und Frauen. Bundesministerium für Familie, Senioren, Frauen und Jugend, archiviert vom Original, abgerufen am 27.09.2015 unter https://web.archive.org/web/20091213232036/http://einmischen-mitmischen.de/index.php?option=com_content&view=article&id=140&Itemid=55

[12] Halmi, A.: Kontinuitäten der (Zwangs-)Psychiatrie. Eine kritische Betrachtung. Irrenoffensive, 2008, https://www.google.de/url?sa=t&rct=j&q=&esrc=s&source=web&cd=2&cad=rja&uact=8&ved=0ahUKEwjmzKqJoqnJAhWE2ywKHTmFACMQFggqMAE&url=http%3A%2F%2Fwww.irrenoffensive.de%2Fkontinuitaeten_zwangspsychiatrie.pdf&usg=AFQjCNEsCJeKJ-suBkDMbV_-kHHcNGQGFiQ, abgerufen am 24.11.2015

[13] Friedlander, Henry: Der Weg zum NS-Genozid. Von der Euthanasie zur Endlösung. Berlin Verlag, Berlin, 1997, S. 12, 84

[14] Lehmann, Peter: Der chemische Knebel. Warum Psychiater Neuroleptika verabreichen. Peter Lehmann Antipsychiatrieverlag, Berlin, 1990, 20

[15] Breggin, P. R.: Psychiatric Drugs: Hazards to the Brain.

Springer Publishing Company, New York, 1983

[15a] Einem Bericht des Wall Street Journal von 2007 zufolge –

Zamiska, N.: Harsh treatment. In China, Brain Surgery is Pushed on the Mentally Ill. Irreversible Procedures Rarely Done Elsewhere; A Mother's Regrets. In: The Wall Street Journal online vom 2. Nov. 2007, http://online.wsj.com/article/SB119393867164279313.html, abgerufen am 27.11. 2015 –

wird auch heutzutage durchaus noch lobotomiert, namentlich bei der „Diagnose" Depression [sic!], und zwar nicht nur in China (s. folgendes Fallbeispiel) und in (anderen) „Entwicklungsländern" (wohin nur entwickeln sich solche Länder!), sondern beispielsweise auch in den USA. Die Ergebnisse der Horror-Operationen sind (nach wie vor) verheerend:

„Ihr rechtes Bein wird nun durch eine Schiene gehalten und ihr rechter Arm ist lahm. Ihr Speichelfluss ist unkontrolliert, und sie muss in einen Eimer spucken. Ihr Vater, Deng Jun, erinnert sich an die Tage, als Frau Deng alleine mit ihrem Fahrrad zum Sun Yat- Sen's Mausoleum in der Nähe ihres Zuhauses in Nanjing fahren konnte. Ihre Mutter, Ran Yuhua, sagt, dass sie [ihre Tochter] vor der Operation seelische Probleme hatte, aber sie konnte alleine für sich sorgen. Nach der Operation indes kann sie nun gar nichts mehr [allein] machen. Sie kann nicht einmal ein Handtuch auswringen oder sich anziehen" (a.a.O. – Übersetzung durch den Autor vorliegenden Buches).

[16] Lehmann, Peter: Schöne neue Psychiatrie. Bände 1 und 2. Antipsychiatrieverlag, Berlin, 1996

[17] Breggin, P. R.: Toxic Psychiatry: Why Therapy, Empathy and Love Must Replace the Drugs, Electroshock, and Biochemical Theories of the "New Psychiatry". St. Martin's Press, New York, 1991

[18] Lehmann, Peter (Hrsg.): Psychopharmaka absetzen - Erfolgreiches Absetzen von Neuroleptika, Antidepressiva, Phasenprophylak-

tika, Ritalin und Tranquilizern. Antipsychiatrieverlag, Berlin, 2008

[19] Breggin, P. R.: Brain-Disabling Treatments in Psychiatry: Drugs, Electroshock and the Role of the FDA. Springer Publishing Company, New York, 1997

[20] Ich versichere auf Ehre und Gewissen, dass ich seinerzeit der einzige Arzt des ganzen Fachbereichs einer großen Landesnervenklinik war, der ein EKG „lesen" konnte. So dass man nicht mehr einen Internisten aus dem nahegelegenen Landau (Pfalz) zum kardiologischen Konzil bitten musste. So viel zur ärztlichen Qualifikation von Psychiatern.

Im Zusammenhang mit der Tötung meiner Frau durch den Münchner Psychiatrie-Professor F. und seinen hündisch ergebenen Oberarzt R. (s. Richard A. Huthmacher: Dein Tod war nicht umsonst. Norderstedt bei Hamburg, 2014) hatte ich seinerzeit – bezeichnenderweise ebenso für das Unwissen vieler Psychiater wie für ihre mit Dummheit gepaarte Überheblichkeit – wie folgt ausgeführt:

„Zunächst gilt festzuhalten, dass die Ausführungen der Herren F. und R. – auch – hinsichtlich der Fiebertherapie Makulatur sind.

Ungeachtet dessen, dass Chef- und Oberarzt lediglich Psychiater sind, mithin diesbezüglich nur über eine medizinische Grundausbildung bis zur ärztlichen Approbation verfügen und zu onkologischen Fragen Stellung zu nehmen nicht – auch nur annähernd – qualifiziert sind, müssen sie sich aufgrund ärztlicher Weiterbildungsordnung gleichwohl wenigstens mit den Essentials auch anderer Fachgebiete vertraut machen."

Psychiater erinnern mich oft an Goebbels und einen seiner Spitznamen („Reichs-Kaulquappe": Großes Maul und großer Schwanz): Großes Ego und kleines Hirn.

[21] Rufer, M.: Ordnungsmacht Psychiatrie. In: Widerspruch. Zürich, 2004, Heft 46, 109-124

[22] Rufer, M.: Psychopharmaka – fragwürdige Mittel zur Behandlung von fiktiven Störungen. In: Wollschläger, M. (Hrsg.): Sozialpsychiatrie. Entwicklungen, Kontroversen, Perspektiven. Tübingen, 2001, 225-268

[23] Müller, P.: Psychiatrie: Zwangseinweisungen nehmen zu. In: Deutsches Ärzteblatt, 2004(101), S. A-2794

[24] Dressing, H. und Salize, H.-J.: Zwangsunterbringung und Zwangsbehandlung psychisch Kranker. Bonn, 2004

[25] Bruns, G.: Die psychiatrische Zwangseinweisung. In: Eink. M. (Hrsg): Gewalttätige Psychiatrie. Bonn, 1997

[26] Mitscherlich, A. und Mitscherlich, M.: Die Unfähigkeit zu trauern. München/Zürich, 1977, 111

[27] Rufer, M.: Ordnungsmacht Psychiatrie. In: Widerspruch. Zürich, 2004, Heft 46, 112 ff.

[28] Heusser, R.: Aggression und Zwang in der Psychiatrie. Neue Zürcher Zeitung vom 01.02.2005, S. 15

[29] Rufer, M.: Traumatisierung in der Psychiatrie. Das Tabu.
In: Mitgliederrundbrief des Bundesverbands Psychiatrie-Erfahrener (BRD), 2005, Nr. 4, 11-16 (Überarbeitete Fassung des Vortrags „Ordnungsmacht Psychiatrie". gehalten von Marc Rufer am 10. September 2005 auf der Tagung des BPE [Bundesverband Psychiatrie-Erfahrener] in Kassel)

[30] Finzen, A. et. al.: Hilfe wider Willen. Bonn, 1993, 13

[31] Rufer, M.: Die dunkle Seite der Psychiatrie. Es gibt noch ein schlimmeres Schicksal als ein Traumopfer zu sein, nämlich nicht als Traumaopfer anerkannt zu werden. Rote Revue 2007, 85. Jahrgang, Nr. 3, 21-26

[32] Dressing, H. und Salize, H.-J.: Zwangsunterbringung und Zwangsbehandlung psychisch Kranker. Bonn, 2004, 18, 24, 138, 153

[33] Bruns, G.: Ordnungsmacht Psychiatrie? Opladen, 1993

[34] Ehlert, M. und Lorke, B.: Zur Psychodynamik der traumatischen Reaktion. Psyche, 1988(42): 502-532

[35] Brunner, J.: Politik der Traumatisierung. Zur Geschichte des verletzbaren Individuums. In: WestEnd, Frankfurt am Main, 2004, Heft 1, 7-24

[36] Rufer, M.: Die dunkle Seite der Psychiatrie. Es gibt noch ein schlimmeres Schicksal als ein Traumopfer zu sein, nämlich nicht als Traumaopfer anerkannt zu werden. Rote Revue 2007, 85. Jahrgang, Nr. 3, 22 f.

[37] Szasz, T.: Geisteskrankheit – ein moderner Mythos? Fischer, Frankfurt am Main, 1985

[38] Szasz, T.: Die Fabrikation des Wahnsinns, Olten, Freiburg i.Br., 1974 (Original-Titel: The manufacture of madness. A comparative study of the inquisition and the Mental Health Movement. New York, 1970)

[39] Foucault, M.: Mikrophysik der Macht. Über Strafjustiz, Psychiatrie und Medizin. Merve, Berlin, 1976

[40] Leifer, R.: A critique of psychiatry and an invitation to dialogue. Ethical human Science and Services, Dezember 27, 2000, http://www.iaapa.de/zwang/leifer.htm

[41] Cooper, D,: Die Sprache der Verrücktheit. Berlin, Rotbuch Verlag 1978, 103, hier zitiert nach:
Halmi, A.: Kontinuitäten der (Zwangs-)Psychiatrie. Eine kritische Betrachtung. Irrenoffensive, 2008, 9 f., https://www.google.de/url?sa=t&rct=j&q=&esrc=s&source=web&cd=2&cad=rja&uact=8&ved=0ahUKEwjmzKqJoqnJAhWE2ywKHTmFACMQFggqMAE&url=http%3A%2F%2Fwww.irrenoffensive.de

%2Fkontinuitaeten_zwangspsychiatrie.pdf&usg=AFQjCNEsCJeKJ-suBkDMbV_-kHHcNGQGFiQ, abgerufen am 24.11.2015

[42] Cooper, D,: Die Sprache der Verrücktheit. Berlin, Rotbuch Verlag 1978, 8, hier zitiert nach:
Halmi, A.: Kontinuitäten der (Zwangs-)Psychiatrie. Eine kritische Betrachtung. Irrenoffensive, 2008, 10,
https://www.google.de/url?sa=t&rct=j&q=&esrc=s&source=web&cd=2&cad=rja&uact=8&ved=0ahUKEwjmzKqJoqnJAhWE2ywKHTmFACMQFggqMAE&url=http%3A%2F%2Fwww.irrenoffensive.de%2Fkontinuitaeten_zwangspsychiatrie.pdf&usg=AFQjCNEsCJeKJ-suBkDMbV_-kHHcNGQGFiQ, abgerufen am 26.11.2015

[43] Cooper, D,: Die Sprache der Verrücktheit. Berlin, Rotbuch Verlag, 1978, 131 f.

[44] Cooper, D,: Die Sprache der Verrücktheit. Berlin, Rotbuch Verlag, 1978, 142

[45] Cooper, D,: Die Sprache der Verrücktheit. Berlin, Rotbuch Verlag, 1978, 17

[46] Cooper, D,: Die Sprache der Verrücktheit. Berlin, Rotbuch Verlag, 1978, 135 f.

[47] Cooper, D,: Die Sprache der Verrücktheit. Berlin, Rotbuch Verlag, 1978, 106

[48] Hell, D.: Wer bestimmt, was krank ist? In: Psychologie heute. 2006(4): 64-69

[49] Lehmann, P.: Der chemische Knebel. Warum Psychiater Neuroleptika verabreichen. Antipsychiatrieverlag, Berlin, 1990 (überarbeitet 2005)

[50] Moynihan, R. und Cassels, A.: Eingebildete Kranke machen die Pharmaindustrie gesund. In: LE MONDE diplomatique. Internationale Beilage der Zeitung vom 12. Mai 2006, Seite 1

[51] Postel, G.: Doktorspiele. Geständnisse eines Hochstaplers. Eichborn, Frankfurt am Main, 2001

[52] Website der Gert Postel Gesellschaft, http://www.gert-postel.de/ (Abruf am 26.11.2015)

[53] Dokumentation WPA-Kongreß 2007: Dokumentation eines jämmerlichen Desasters! WPA-Kongress zur Zwangsbehandlung in Dresden am 6. – 8. Juni 2007, http://www.iaapa.de/wpa_protest.htm

[54] Kraepelin, zit. nach: Lehmann, Peter: Der chemische Knebel. Warum Psychiater Neuroleptika verabreichen. Peter Lehmann Antipsychiatrieverlag, Berlin, 1990, 26

[55] Wollschläger, M. (Hrsg.): Sozialpsychiatrie. Entwicklungen – Kontroversen – Perspektiven. Vorwort vom Herausgeber. DGVT-Verlag, Tübingen 2001

[56] Halmi, A.: Kontinuitäten der (Zwangs-)Psychiatrie. Eine kritische Betrachtung. Irrenoffensive, 2008, S. 66. https://www.google.de/url?sa=t&rct=j&q=&esrc=s&source=web&cd=2&cad=rja&uact=8&ved=0ahUKEwjmzKqJoqnJAhWE2ywKHTmFACMQFggqMAE&url=http%3A%2F%2Fwww.irrenoffensive.de%2Fkontinuitaeten_zwangspsychiatrie.pdf&usg=AFQjCNEsCJeKJ-suBkDMbV_-kHHcNGQGFiQ, abgerufen am 26.11.2015

[57] Der Fall Gustl Mollath. Website Gustl Mollath, http://www.gustl-for-help.de/index.html, abgerufen am 26.11.2015

[58] Dein Tod war nicht umsonst, http://www.mut-und-hoffnung.de/

[59] Halmi, A.: Kontinuitäten der (Zwangs-)Psychiatrie. Eine kritische Betrachtung. Irrenoffensive, 2008, S. 68, https://www.google.de/url?sa=t&rct=j&q=&esrc=s&source=web&cd=2&cad=rja&uact=8&ved=0ahUKEwjmzKqJoqnJAhWE2ywKHTmFACMQFggqMAE&url=http%3A%2F%2Fwww.irrenoffensive.de

%2Fkontinuitaeten_zwangspsychiatrie.pdf&usg=AFQjCNEsCJeKJ-suBkDMbV_-kHHcNGQGFiQ, abgerufen am 26.11.2015

[60] Foucault-Tribunal: Foucault-Tribunal zur Lage der Psychiatrie. Darin: Das Urteil. Berlin 1998. Veranstalter: Freie Universität Berlin, Irren-Offensive e.V., http://www.foucault.de, abgerufen am 26. 11.2015

[61] Halmi, A.: Kontinuitäten der (Zwangs-)Psychiatrie. Eine kritische Betrachtung. Irrenoffensive, 2008, S. 71.
https://www.google.de/url?
sa=t&rct=j&q=&esrc=s&source=web&cd=2&cad=rja&uact=8&ved
=0ahUKEwjmzKqJoqnJAhWE2ywKHTmFACMQFggqMAE&url=
http%3A%2F%2Fwww.irrenoffensive.de
%2Fkontinuitaeten_zwangspsychiatrie.pdf&usg=AFQjCNEsCJeKJ-suBkDMbV_-kHHcNGQGFiQ, abgerufen am 26.11.2015

[62] Der Autor selbst sah sich im Zusammenhang mit Zwangsverschleppung und Zwangsbehandlung seiner Frau genötigt, folgende Mail resp. folgendes Fax an die Chefärztin einer Münchner Universitätsklinik zu senden:

Dr. R. A. H...

Frau Prof. Dr. M. …
Per Mail an: direktion.frauenklinik@...tum.de
Per Fax an: …

Eilt! Bitte sofort vorlegen!

Sehr geehrte Frau …,

ich weise darauf hin, dass meine Frau, Dr. I. M. H… widerrechtlich verschleppt wurde und widerrechtlich zwangsverwahrt sowie widerrechtlich zwangsbehandelt wird.

Näheres zum Sachverhalt entnehmen Sie bitte dem Schreiben von RA Dr. S., Karlsruhe, welches in Anlage beigefügt ist, sowie dem Schreiben meiner Frau selbst, ebenfalls in Anlage anbei.

Ich weise darauf hin, dass auch Sie und Ihre Mitarbeiter sich im höchsten strafbar machen für den Fall, dass Sie meine Frau zwangsweise behandeln.

Werte Frau ..., ich achte und schätze Sie, auch wenn wir ärztlich-inhaltlich höchst unterschiedliche Positionen vertreten.

Deshalb meine Bitte von Mensch zu Mensch, irgendwelche Zwangsbehandlungen, insbesondere Operationen, bei meiner Frau zu unterlassen ...

Sollten indes auch Sie meine Frau zwangsweise behandeln, kann ich Ihnen versichern, dass ich Sie mit allen zu Gebote stehenden rechtlichen und sonstigen legalen Mitteln zur Verantwortung ziehen werde, so wahr mir Gott helfe...

Mit freundlich kollegialem Gruß

[63] Beispiel:

§ 1904 BGB: Genehmigung des Vormundschaftsgerichts bei ärztlichen Maßnahmen:

„Die Einwilligung des Betreuers in eine Untersuchung des Gesundheitszustands, eine Heilbehandlung oder einen ärztlichen Eingriff bedarf der Genehmigung des Vormundschaftsgerichts, wenn die begründete Gefahr besteht, dass der Betreute auf Grund der Maßnahme stirbt oder einen schweren und länger dauernden gesundheitlichen

Schaden erleidet. Ohne die Genehmigung darf die Maßnahme nur durchgeführt werden, wenn mit dem Aufschub Gefahr verbunden ist."

Ist die Verabreichung von Neuroleptika eine lebensgefährliche Maßnahme?

Aber ja!

Ich habe ein halbes Dutzend Patienten sterben sehen allein an Ersticken infolge Schlundkrämpfen als Neuroleptika-Nebenwirkung.

Bedarf es der Einwilligung des Vormundschaftsgerichts zur Gabe von Neuroleptika?

Aber nein!

Die Liste von Behandlungsarten und -methoden, aufgrund derer Psychiatrie-Patienten sterben oder „einen schweren und länger dauernden gesundheitlichen Schaden" erleiden, ließe sich fast beliebig verlängern.

Hat jemals ein Vormundschaftsrichter den Entscheidungen von Betreuern und Ärzten Einhalt geboten? Mir ist kein einziger Fall bekannt!

[64] Peter, A. und Pötsch, K.: Entmündigt und allein gelassen. Gefangen im Netz der Betreuung. Dokumentarfilm, gesendet im Bayerischen Fernsehen am 29.7.2007, 22:15 Uhr, http://www.presseportal.de/pm/7560/1021172/br_bayerischer_rundfunk, abgerufen am 26.11.2015:

„Oft verlieren die Betroffenen alles, was ihnen lieb ist und dürfen – von Amts wegen – ihr Leben nicht mehr leben wie sie wollen … mit einem Schlag übernimmt der Betreuer alle lebenswichtigen Entscheidungen …

Der Fall von Ernst Eibl und seiner Lebensgefährtin ist exemplarisch: Sie sind seit 18 Jahren ein Paar und leben zusammen. Plötzlich erleidet sie einen Schlaganfall. Das Gericht setzt einen Berufsbetreuer ein, denn Ernst Eibl gilt nicht als näherer Verwandter. Er aber versucht seine Lebensgefährtin am Krankenbett zu heiraten; dies wird ihm aber als Erbschleicherei ausgelegt. Der Berufsbetreuer erlässt ein Besuchsverbot, das Pflegeheim spielt dabei mit. Seit eineinhalb Jahren hat Ernst Eibl die Frau seines Herzens nicht mehr sehen dürfen. Erschreckend bei vielen Fällen ist, dass die Hilferufe von Betroffenen, die sich wehren, von den Gerichten nicht ernst genommen werden. Im Gegenteil: mitunter droht die Zwangseinweisung in die Psychiatrie."

[65] Szasz, T.: René Talbot im Interview mit T. Szasz. Dissidentenfunksendung vom 13.12. 2007, Transkription im Internet: http://www.dissidentenfunk.de/archiv/s0712, abgerufen am 26.11.2015

[66] Foucault-Tribunal: Foucault-Tribunal zur Lage der Psychiatrie. Das Urteil. Berlin, 1998. (Veranstalter: Freie Universität Berlin, Irren-Offensive e.V., Volksbühne u.a.), http://www.foucault.de (Abruf: 26.11.2015)

[67] Yahoo-Nachrichten vom 10.2.2005: Genaue Prüfung bei Langzeit-Unterbringung in Psychiatrie verlangt! http://de.news.yahoo.com/050210/12/4esfg.html, abgerufen am 27.11.2015

[68] S. hierzu auch http://www.weggesperrt.de.vu/weggesperrt.de.vu sowie http://www.welt-ohne-strafe.de.vu/, abgerufen am 27.11.2015

[69] Rufer, M.: Biologische Psychiatrie und Elektroschock. Für ein Verbot des Elektroschocks. In: Widerspruch – Beiträge zur sozialistischen Politik. Zürich, 1992, 12. Jg., Heft 23, 113-124

[70] Baghai, T.C. et al.: Elektrokonvulsionstherapie an der Klinik für Psychiatrie und Psychotherapie der Universität München. Entwicklung in den Jahren 1995-2002. In: Der Nervenarzt. 2005, Nr. 5, 597-612

[71] Ich selbst (zunächst noch als Student, dann als Assistent) habe Florian Holsboer, von 1989 bis 2014 Direktor des Max-Planck-Instituts für Psychiatrie in München, noch an der Universität in Mainz erlebt. Und zwar als überaus charmanten, liebenswürdigen, hochintelligenten jungen Arzt. Insofern möge man bedenken: Das „Böse“ kommt nicht (immer) mit Schwanz und Bocksfuß einher.

[72] Wikipedia, https://de.wikipedia.org/wiki/Neusprech, abgerufen am 29. 11.2015: Neusprech:

„Der Ausdruck Neusprech (englisch: Newspeak, in älteren Versionen als Neusprache übersetzt) stammt aus dem Roman 1984 von George Orwell und bezeichnet eine Sprache, die aus politischen Gründen künstlich modifiziert wurde.“

[73] Klee, E.: Das Personenlexikon zum dritten Reich. Wer war was vor und nach 1945. Fischer, Frankfurt am Main, 2005, 641

[74] Schäfer, W.: Bis endlich der langersehnte Umschwung kam... Anmerkungen zur Rolle des Marburger Psychiaters Werner Villinger in der NS- und Nachkriegszeit. Hrsg. von der Fachschaft Medizin der Philipps-Universität Marburg. Schüren, Marburg, 1991

[75] Krauth, S.: Die Neurobiologie der Gewalt. Zur Querfront von Kriminologie und Hirnforschung. In: Phase 2, Zeitschrift gegen die Realität, 17/2005

[76] Roller, N.: Gefährliche Dreikäseshochs. Frankreich will eine präventive Verbrechensbekämpfung betreiben und werdende Straftäter schon ab drei Jahren im wachsamen Auge behalten. Telepolis, 18.3. 2006, http://www.heise.de/tp/artikel/22/22329/1.html, abgerufen am 28.11.2015:
„Mit der Schaffung eines ´Betragensheftes´ (carnet de comportement) ab der Geburt will der Innenminister nun sämtliche französische Kinder unter ständige professionelle Beobachtung stellen, um so frühzeitig ´abartige kindliche Verhaltensweisen´ ausmachen zu können.“

[77] Breggin, P.: Auf dem Weg zum Verbot des Elektroschocks. Protokoll der Anhörung des Psychiaters Peter Breggin vor dem San Francisco City Services Committee vom November 1990.
In: Statt Psychiatrie. Antipsychiatrieverlag, Berlin, 1993, 156-172; hier S. 162

ANSTELLE EINES NACHWORTS

Sehnsucht nach dem Leben

Gegen
Alle
Krankheiten
Hat
Die
Moderne
Medizin
Ein
Mittel.

Nicht
Jedoch
Gegen
Die
Krankheit,
Die
Am
Häufigsten

Zum
Tode
Führt:

Die
Sehnsucht
Nach
Dem
Leben.

(Richard A. Huthmacher: Mein Sudelbuch. Aperçus, Aphorismen, Gedichte – Gedanken, die sich nur selten reimen. Indes nicht weniger wahr sind. Teil 1. Norderstedt bei Hamburg, 2015, S. 67 f.)

Gesellschaft und Krankheit

Darwinismus
Als
Gesellschaftliches
Selektionsprinzip,
Konformismus
Im
Denken,
Anarchie
In
Den
Gefühlen,
Chaos
Im
Unter-
Und
Unbewussten:

Kann
Es
Verwundern,
dass
Millionen,

Milliarden
Menschen
Erkranken:

An
Einer
Unzahl
Von
Süchten,
An
Krebs,
An
MS
und
ALS,
An
Alzheimer,
An ...
Und
Und ...

(Richard A. Huthmacher: Mein Sudelbuch. Aperçus, Aphorismen, Gedichte – Gedanken, die sich nur selten reimen. Indes nicht weniger wahr sind. Teil 1. Norderstedt bei Hamburg, 2015, S. 143 f.)

Krankheit – ein Menetekel

Das
Leben
Sollten
Wir
Als
Reifen
Betrachten
Und
Krankheit
Als
Straucheln
In
Diesem
Prozess
Des
Werdens
Erachten.

Nur
So
Können
Wir

Dem
Krank-Sein
Entgehen
Oder
In
Ihm
Eine
Chance
Zum
Wachsen
Und
Werden
Sehen.

Können
Erkennen,
Dass
Uns
Das
Leben
Nur
Dann
Als
Geheilt

Entlässt,
Wenn
Ein
Sinn
Für
Die
Krankheit
Nicht
Mehr
Vorhanden
Und
Das
Menetekel,
Das
Sie
Uns
Gibt,
Wurde
Verstanden.

(Richard A. Huthmacher: Mein Sudelbuch. Aperçus, Aphorismen, Gedichte – Gedanken, die sich nur selten reimen. Indes nicht weniger wahr sind. Teil 2. Norderstedt bei Hamburg, 2015, S. 193 ff.)

DER AUTOR

Richard A. Huthmacher studierte u.a. Medizin, Psychologie, Soziologie und Philosophie; viele Jahre war er als Arzt tätig und ist nun Chefarzt im Ruhestand.

Nach ersten literarischen Veröffentlichungen wurde der Autor durch seine ärztliche Tätigkeit in Anspruch genommen; insbesondere entwickelte er bahnbrechende neue Methoden zur Behandlung von Krebserkrankungen (s. hierzu den Tatsachen- und Enthüllungsroman „*Dein Tod war nicht umsonst*").

(Fiktive) Briefpartnerin des mehrteiligen Briefromans „*Offensichtliches, Allzuoffensichtliches*", einer Essay-Sammlung ebenso zu Themen der Zeit wie zum Mensch-Sein allgemein, ist seine verstorbene – genauer: ermordete – Frau (s. auch hierzu den Tatsachen- und Enthüllungsroman „*Dein Tod war nicht umsonst*").

Auch in „*Aperçus, Aphorismen, Gedichte – Gedanken, die sich nur selten reimen. Indes nicht weniger wahr sind*" (Teile 1 – 4) hinterfragt der Verfasser das – nur vermeintlich – „Offensichtliche, Allzuoffensichtliche", das die je Herrschenden uns einreden möchten, damit sie ihre einträglichen Geschäfte betreiben können.

Die Gedichte von „*Homo homini lupus. Carmina Burana: Über Menschen und das Leben. Über Sterben und den Tod*" (*Der Tragödie 1. und der Tragödie 2. Teil*) dienen dem Autor als „Trojanisches Pferd“: Sie sollen sich einschleichen in das Innerste der Leser, in ihre Herzen und Seelen; sie sollen diese berühren und bewegen.

Und sie mögen Carmina Burana sein, die Verse Suchender, nicht Wissender, die Reime derer, die durch das Leben streifen, die Chronisten sind – ebenso der Erbärmlichkeit der Herrschenden wie der Wunder der Schöpfung, insbesondere aber der Wertschätzung des Menschen, so wie er ist, wie er sollt sein: Der Mensch – ein Traum, was könnte sein, was möglich wär. Nur ein Vielleicht, nicht weniger, nicht mehr.

In dem Drama *„Ohne Worte. Ein Leben in Deutschland“* zeigt der Autor, dass die Menschen – nicht nur in Deutschland – meist nur Statisten ihres eigenen Lebens sind, stumme Zeugen dessen, was andere für sie inszenieren.

Das Drama möge zur Ermutigung dienen, auf dass – in Verbindung plautusscher Asinaria und feuerbachscher Anthropologie – in Zukunft gelten möge: Non lupus sit homo homini sed deus.

Zur Ermutigung dienen und zum gegenseitigen Verstehen anleiten soll auch das Hörspiel/die szenische Lesung: *„Nur Worte. Über ein Leben. In Deutschland.“*

In seiner mehrbändigen Abhandlung *„Die Schulmedizin – Segen oder Fluch?“* setzt sich der Autor mit den „Errungenschaften“ der „modernen“ Medizin auseinander; mit „Errungenschaften“, die viele Menschen mit Leiden und Leid, nicht wenige gar mit dem Tod bezahlen.

Deshalb, weil die „moderne“ Schul-Medizin die psychisch-seelische Dimension des Menschen kaum erfasst und, im Falle einer Erkrankung, völlig unzureichend berücksichtigt. Da nicht sein kann, was nicht sein darf. Ansonsten, so die These, offensichtlich würde, dass weltweit Millionen und Aber-Millionen von Menschen an ihrem Leben, an den Bedingungen ihres (psycho-sozialen) Seins leiden – so sehr, dass die Einheit von Körper, Geist und Seele mit Krankheit reagiert, dass Erkrankung folglich die Verzweiflung einer zutiefst gepeinigten Seele zum Ausdruck bringt. Notgedrungen. Zwangsläufig.